Hans-Peter Volz

Blickpunkt Escitalopram

Verfasser
PD Dr. med. Hans-Peter Volz
Krankenhaus für Psychiatrie und Psychotherapie
Schloss Werneck
Balthasar-Neumann-Platz 1
97440 Werneck

Bibliografische Information Der Deutschen Bibliothek
Die Deutsche Bibliothek verzeichnet diese Publikation in der Deutschen Nationalbibliografie; detaillierte bibliografische Daten sind im Internet über http://dnb.ddb.de abrufbar

Ausdrücklich wird darauf hingewiesen, dass sich trotz größter Sorgfalt bei der Abfassung und Korrektur gerade bei Angaben über Dosis und Applikation bei einer derartigen Zusammenstellung Ungenauigkeiten einschleichen können. Jeder Leser wird daher aufgefordert, die den verwendeten Präparaten beigegebenen Beipackzettel, insbesondere für Dosierung und die Beachtung von Kontraindikationen, in eigener Verantwortung zu überprüfen.

ISBN 3-936993-03-3

Druck: Pustet, Regensburg

Inhaltsverzeichnis

Vorwort

Voraussetzung für den spezifischen Einsatz eines neuen Wirkstoffes ist die genaue Kenntnis seiner Vor- und Nachteile. Der vorliegende Blickpunkt fasst die wesentlichen Charakteristika des neuen Antidepressivums Escitalopram zusammen. Die klinischen Möglichkeiten der Substanz werden anhand relevanter und aktueller Studienergebnisse diskutiert, um auf diese Weise die Möglichkeiten von Escitalopram in der Praxis darzustellen und besser nutzen zu können.

Escitalopram stellt eine folgerichtige Weiterentwicklung von Citalopram dar. Die hervorragenden Eigenschaften von Citalopram, die diese Substanz zu einem der meistverordneten SSRI weltweit gemacht haben, konnten nochmals verbessert werden: So nahm die Selektivität für die Serotonin-Wiederaufnahme-Hemmung weiter zu, der Wirkeintritt scheint bei Escitalopram schneller als bei Citalopram zu erfolgen, die Verträglichkeit ist tendenziell besser. Über diese Verbesserungen blieben aber die bisher schon herausstechenden Vorteile von Citalopram, wie z.B. das geringe Interaktionspotenzial, bestehen.

Bereits jetzt liegen zudem für Escitalopram überzeugende Studien bei Angsterkrankungen wie der Panikstörung, der generalisierten Angststörung sowie der sozialen Phobie vor. Somit wird in absehbarer Zeit mit einer Indikationserweiterung zu rechnen sein.

In Deutschland wurde Escitalopram im September 2003 eingeführt, und es bleibt abzuwarten, welche Akzeptanz diese Substanz bei den skizzierten Eigenschaften bei den Ärzten finden wird. U.a. ist Escitalopram in den USA seit vergangenem Jahr verfügbar, dort wird dieser neue SSRI zunehmend verordnet.

Da Escitalopram in einigen Ländern bereits auf dem Markt ist, liegen auch bereits Erfahrungen aus der Routine-Verordnung vor, die die aus Studien gewonnenen Wirksamkeits- und Verträglichkeitsdaten bestätigen.

Das Buch gibt die Datenlage zu Beginn des Jahres 2003 wieder, viele der zitierten Arbeiten liegen nur als Abstracts, Poster oder Vorträge vor, die zugehörigen detaillierten Publikationen werden in nächster Zeit sukzessive erscheinen, auch neue Studienergebnisse und Erfahrungen werden hinzukommen, sodass sich unser Wissen zu dieser Substanz in den nächsten Jahren erheblich erweitern wird. Das Buch bietet eine Übersicht über das derzeit verfügbare Wissen zu Escitalopram, eine schnelle Information über alle wesentlichen Aspekte sollte dem Verordner mit diesem Text erleichtert werden.

Hans-Peter Volz
Werneck, Sommer 2003

1 Einleitung

1.1 SSRI – ein großer Fortschritt in der antidepressiven Pharmakotherapie

Die Einführung von Imipramin als erstes wirksames Antidepressivum vor mehr als 50 Jahren stellte einen Wendepunkt in der Depressionsbehandlung dar. Erstmals war es möglich, Depressionen, die mit einer Lebenszeitprävalenz von 10 – 25 % bei Frauen und 5 – 10 % bei Männern zu den häufigsten psychiatrischen Erkrankungen zählen, bei einer großen Zahl von Patienten effektiv zu behandeln. Bis heute steht kein Antidepressivum zur Verfügung, das die Effektivität der zuerst eingeführten Trizyklika (TZA), zu denen auch Imipramin gehört, übertreffen konnte.

Allerdings sind die TZA mit gravierenden Verträglichkeits- und Sicherheitsrisiken behaftet. So stellen insbesondere die anticholinergen und direkt kardiotoxischen Nebenwirkungen häufig erhebliche Risiken bei der Behandlung mit diesen Substanzen dar, auch vermindert sich die Einnahme-Compliance durch die hohe Zahl an Nebenwirkungen, ganz besonders bei der Langzeitbehandlung.

Insofern stellt die Einführung neuer Antidepressiva, die bei gleicher Wirksamkeit wie die TZA deutliche Verträglichkeits- und Sicherheitsvorteile bieten, eine deutliche Erweiterung der therapeutischen Möglichkeiten dar. Waren die Fortschritte in dieser Hinsicht zunächst eher marginal (z.B. Einführung von Antidepressiva mit einer Vierring-Struktur wie etwa Maprotilin), so repräsentieren die selektiven Serotonin-Wiederaufnahme-Hemmer (SSRI) einen therapeutischen Durchbruch. Die typischen TZA-Nebenwirkungen, durch deren periphere und/oder zentrale Blockade von Histamin-H_1-, cholinergen und α_1-adrenergen Rezeptoren ausgelöst, gehören bei der Behandlung mit einem SSRI weitgehend der Vergangenheit an. Mindestens ebenso wichtig wie die bessere Verträglichkeit ist jedoch die überlegene Sicherheit der SSRI, insbesondere da direkt kardiotoxische Effekte keine Rolle mehr spielen. Diese deutlich verbesserte Arzneimittelsicherheit zeigt sich beispielsweise an den Folgen häufig in suizidaler Absicht beigebrachter Intoxikationen, wie sie sich z.B. am so genannten „fatal toxicity index" einzelner Antidepressiva ablesen lässt. Unter dem „fatal toxicity index" wird die Zahl der Todesfälle pro Million Verschreibungen des entsprechenden Medikaments verstanden. Wenngleich dieses Toxizitätsmaß auch kritisiert wird, z.B. wird die Kombination mit anderen Pharmaka nicht ausreichend berücksichtigt, ergibt sich, wie eine kürzlich publizierte Studie (Buckley und McManus, 2002) wiederum zeigen konnte, ein interessantes differenzielles Bild für die einzelnen Antidepressiva (Tab. 1).

Wie aus dieser Übersicht zu erkennen ist, schneiden die modernen Antidepressiva, die größte Gruppe sind hier die SSRI, wesentlich besser ab als die TZA. So ereigneten sich beispielsweise während der Therapie mit dem TZA Amitriyptylin 25-mal mehr Todesfälle als mit der Behandlung mit dem SSRI Citalopram. Solche und andere Daten haben dazu geführt, dass TZA nicht mehr die Therapie der ersten Wahl bei depressiven Patienten sind, sondern die modernen Antidepressiva, allen voran die SSRI.

Citalopram (in Deutschland Cipramil®) wurde 1989 eingeführt und ist derzeit in rund 70 Ländern registriert.

Tabelle 1

Fatal toxicity index (Todesfälle/Million Verschreibungen), basierend auf epidemiologischen Daten aus Großbritannien aus den Jahren 1993 bis 1999)
(modifiziert nach Buckley und McManus, 2002)

Substanz-klasse	Einzelsub-stanzen	Zahl an Verschrei-bungen	Zahl an Todes-fällen	Fatal toxicity index (Konfidenz-intervall)
TZA	Desipramin	45	9	200,9 (92,0-381,6)
	Amitriptylin	23 210	1298	53,3 (50,5-56,1)
	Imipramin	3 354	110	32,8 (27,0-39,5)
	Doxepin	1 587	40	25,2 (18,0-34,3)
	Trimipramin	2 370	39	16,5 (11,7-22,3)
NaSSA	Mirtazapin	324	1	3,1 (0,1-17,2)
SNRI	Venlafaxin	2 570	34	13,2 (9,2-18,5)
SSRI	Fluvoxamin	660	2	3,0 (0,3-10,9)
	Citalopram	2 603	5	1,9 (0,6-4,5)
	Sertralin	5 964	7	1,2 (0,5-2,4)
	Fluoxetin	19 926	18	0,9 (0,5-1,4)
	Paroxetin	15 031	11	0,7 (0,4-1,3)
DSA	Nefazodon	576	0	0 (80-6,4)
MAO-I	Tranyl-cypromin	367	16	43,6 (25,0-70,9)
	Moclobemid	365	2	5,5 (0,6-19,8)
SNaRI	Reboxetin	175	0	0 (0-21,1)

Abk.: DSA = Dual serotonerges Antidepressivum, MAO-I = Monoaminoxidase-Inhibitor, NaSSA = noradrenerg und spezifisch serotonerges Antidepressivum, SNRI = Serotonin- und Noradrenalin-Wiederaufnahme-Hemmer, SNaRI = selektiver Noradrenalin-Wiederaufnahme-Hemmer, SSRI = selektiver Serotonin-Wiederaufnahme-Hemmer, TZA = trizyklisches Antidepressivum

Über 50 Millionen Menschen wurden seither mit Citalopram behandelt. Dabei hat sich diese Substanz als „ein sicheres, wirksames und gut verträgliches Antidepressivum erwiesen“ (Winkler und Kasper, 2002). Citalopram wirkt von allen SSRI am selektivsten auf die Serotonin- vs. Noradrenalin-Wiederaufnahme, zudem bindet es kaum an die unterschiedlichen zentralen und peripheren Rezeptoren (Tab. 2); auch sein Interaktionspotenzial ist sehr gering ausgeprägt.

Tabelle 2

Inhibitionskonstanten moderner Antidepressiva. Je kleiner die Inhibitionskonstante, desto größer der Hemmeffekt an dem entsprechenden Rezeptor (nach Müller, 2002)

	NA-RI	5-HT-RI	H_1	M_1	α_1	α_2	$5\text{-}HT_2$
Citalopram	>1000	1	470	>1000	>1000	>1000	>1000
Fluoxetin	153	14	>1000	590	>1000	>1000	>1000
Fluvoxamin	500	7	>1000	>1000	>1000	>1000	>1000
Paroxetin	33	0,7	>1000	110	>1000	>1000	>1000
Sertralin	220	3	>1000	630	380	>1000	>1000
Venlafaxin	210	39	>1000	>1000	>1000	>1000	>1000
Mirtazapin	–	–	0,5	500	500	10	5
Reboxetin	9	>1000	>1000	>1000	>1000	>1000	>1000
Nefazodon	200	180	800	>1000	140	>1000	32

Abk.: α_1, α_2 = adrenerger α_1-, α_2-Rezeptor, H_1 = Histamin-H_1-Rezeptor, $5\text{-}HT_2$ = serotonerger $5HT_2$-Rezeptor, 5-HT-RI = Serotonin-Wiederaufnahme-Hemmung, M_1 = muskarinerger (cholinerger) M_1-Rezeptor, NA-RI = Noradrenalin-Wiederaufnahme-Hemmung

2 Escitalopram – der „reinste" SSRI

Citalopram ist ein Razemat, d.h. es besteht aus einer Mischung aus optisch (s.u.) aktiven Verbindungen, die zu gleichen Teilen rechts- bzw. linksdrehende Enantiomere enthält. Enantiomere sind aus denselben Atomen zusammengesetzt, die auf die gleiche Art miteinander verbunden sind. Sie verhalten sich wie Bild und Spiegelbild (für eine schematische Darstellung siehe Abb. 1). Die Enantiomere unterscheiden sich nicht in ihren chemisch-physikalischen Eigenschaften, mit einer Ausnahme: das eine Enantiomer dreht die Ebene polarisierten Lichts nach rechts (Rectus = R), das andere nach links (Sinister = S) (siehe Abb. 2).

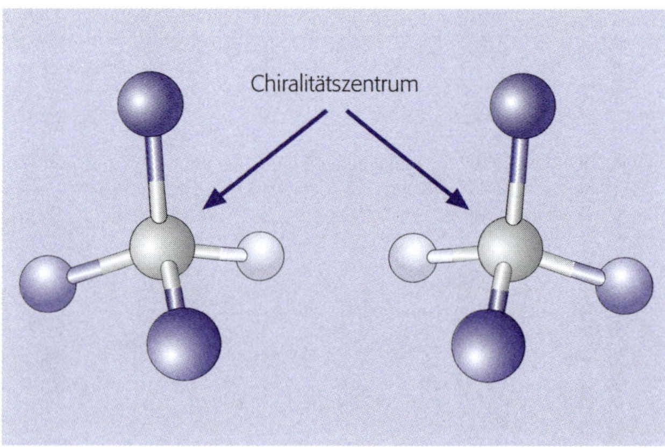

Abbildung 1 Schematische Darstellung zweier Enantiomere. Sie verhalten sich wie Bild und Spiegelbild, dieselben Atome sind auf dieselbe Art und Weise miteinander verbunden, allerdings können die beiden räumlichen Strukturen durch Drehung nicht ineinander überführt werden

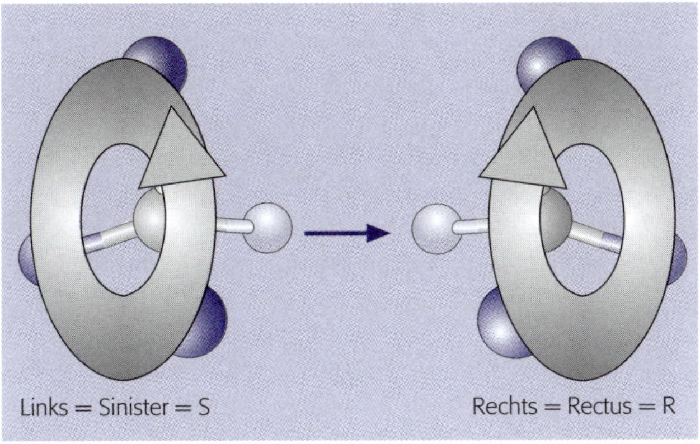

Abbildung 2 Hier ist schematisch die Regel gezeigt, nach der das S- und R-Enantiomer identifiziert werden

Enantiomere haben zwar identische chemisch-physikalische Eigenschaften, sie können sich aber in ihrer pharmakodynamischen Wirkweise stark voneinander unterscheiden. Hierfür gibt es zahlreiche Beispiele. So ist die R-Zitronensäure für den Geschmack von Zitronen verantwortlich, während das S-Enantiomer die charakteristischen Geschmackseigenschaften der Orange vermittelt.

Unterscheiden sich bei einem Pharmakon die R- und S-Enantiomere pharmakodynamisch, also in ihrer therapeutischen Wirkung, so ist es günstig, das pharmakodynamisch aktive Enantiomer zu isolieren, da nur dieses wirkt, während häufig durch das pharmakodynamisch inaktive Enantiomer (ein Teil) der Nebenwirkungen verursacht wird. Man strebt an, den reinen Wirkstoff ohne „belastende" Beimengungen zu isolieren. Diese Tendenz hat in den letzten Jahren zu einer stetigen Zunahme der Zulassungen von Enantiomeren geführt.

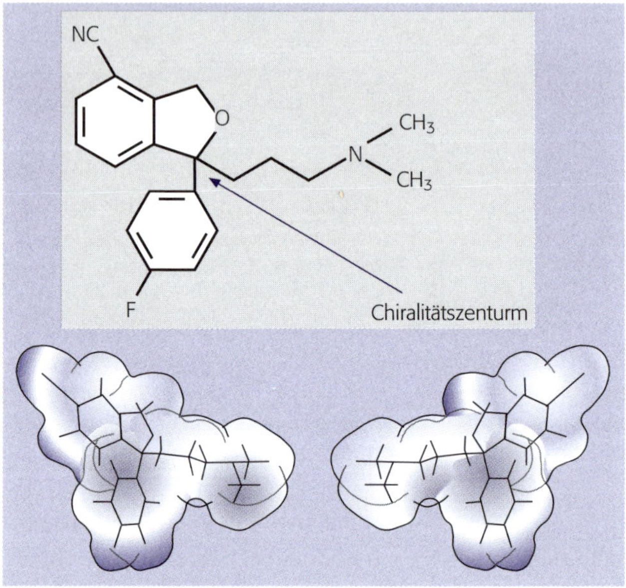

Abbildung 3 Dargestellt ist oben die Strukturformel von Citalopram, das Chiralitätszentrum ist markiert. Darunter findet sich in einer räumlichen Darstellung das S-Enantiomer (Escitalopram) links, das R-Enantiomer rechts

Das pharmakodynamisch aktive Enantiomer des Razemats Citalopram ist das S-Enantiomer, auch Escitalopram genannt (siehe Abb. 3).

Um die Unterschiede dieser beiden Enantiomere betrachten zu können, wende ich mich nun einigen pharmakodynamischen Gesichtspunkten zu, die pharmakokinetischen Basisdaten werden den Abschluss dieses Kapitels bilden.

2.1 Pharmakodynamische Eigenschaften von Escitalopram

Deutlich wird der Unterschied zwischen dem Razemat Citalopram und dem R- und S-Enantiomer schon, wenn die Serotonin-Wiederaufnahme-Hemmung in vivo (mit Hilfe der 5-Hydroxytryptophan-Potenzierung bei Ratten) betrachtet wird. Während die ED_{50} (mg/kg, 30 Minuten nach der subkutanen Applikation gemessen) bei R-Citalopram > 31 und bei Citalopram 1.3 beträgt, liegt dieser Wert für Escitalopram bei 0.81 (Sánchez et al., 2003). Dies bedeutet, dass Escitalopram im Vergleich zu Citalopram eine um ca. 60 % erhöhte Potenz für die Serotonin-Wiederaufnahme aufweist. Gegenüber R-Citalopram ist sie um den Faktor 40 ausgeprägter. Diese Testresultate zeigen deutlich, dass Escitalopram das wirksamkeitsbestimmende Element des Razemats darstellt.

Owens et al. (2001) untersuchten die Hemmung des Serotonin- bzw. des Noradrenalin-Transporters, also der für die Wiederaufnahme der biogenen Amine an der Synapse verantwortlichen Struktur, in vitro und setzten die beiden Hemmkonstanten in Relation zueinander, um so ein Maß für die Selektivität bezüglich der Serotonin-Wiederaufnahme zu erlangen. Das Ergebnis dieser Untersuchung ist in Abb. 4 dargestellt und wird durch Selektivitätsmessungen in vivo, die auch den Dopamin-Transporter einschlossen und in Tab. 3 wiedergegeben sind, unterstützt (Data on file, H Lundbeck). Schon Citalopram war hier der am stärksten selektiv die Serotonin-Wiederaufnahme hemmde SSRI, er wird in dieser Eigenschaft allerdings deutlich von Escitalopram übertroffen.

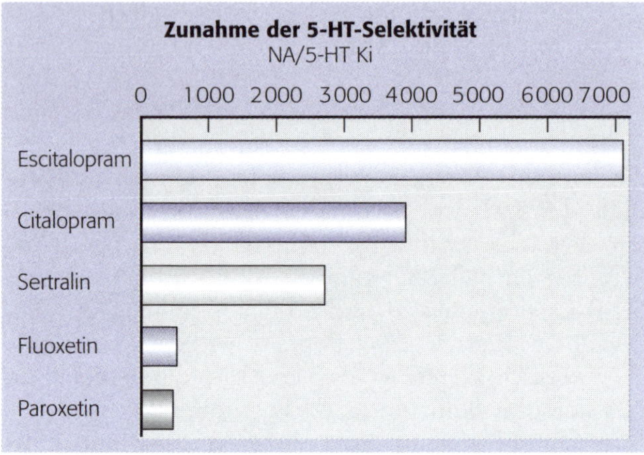

Abbildung 4 Dargestellt ist das Verhältnis Noradrenalin (NA) zu Serotonin (5-HT)-Transporter-Hemmwirkung. Je größer dieser Quotient, desto selektiver ist die betreffende Substanz für die Serotonin-Wiederaufnahme-Hemmung. Escitalopram schneidet in diesem in vitro Modell eindeutig als die selektivste Serotonin-Transporter-hemmende Substanz ab (modifiziert nach Owens et al., 2001)

Aus diesen Ergebnissen kann eindeutig der Schluss gezogen werden, dass Escitalopram der selektivste derzeit verfügbare Serotonin-Wiederaufnahme-Hemmer ist.

Eine sehr interessante Untersuchung soll an dieser Stelle noch ergänzt werden. Hierbei wurde ein Mikrodialyse-Ansatz verwendet. Mit einer Mikropipette, die direkt in das Gehirn von Ratten eingebracht wurde, konnte in einer sich in dieser Pipette befindlichen Spülflüssigkeit, dem Dialysat, die Konzentration von Neurotransmittern gemessen werden. Appliziert wurden dann (subkutan) die Substanzen Citalopram, Escitalopram und R-Citalo-

Tabelle 3

Darstellung der Serotonin- (5-HT), Noradrenalin- (NA) und Dopamin- (DA) Wiederaufnahme-hemmenden Kapazität einzelner SSRIs
(Data on file, H Lundbeck)

	Aufnahme-Hemmung			Selektivität	
	5-HT	NA	DA	5-HT/NA	5-HT/DA
Escitalopram	0,36	>16	>16	>44	>44
Citalopram	1,1	>16	>16	>15	>15
Sertralin	1,7	9,7	2,2	5,7	1,3
Fluoxetin	2,4	>18	18	>7,5	7,5
Paroxetin	1,2	4,3	>18	3,6	>15

pram, gemessen wurde die Konzentration von Serotonin (5-HT) im Dialysat. Die Untersuchung gibt Auskunft darüber, inwieweit durch die Serotonin-Wiederaufnahme-Hemmung die Serotonin-Konzentration nach Applikation einer der genannten Substanzen intrazerebral ansteigt. Abb. 5 gibt das Ergebnis wieder (nach Mørk et al., 2002). Sehr interessant ist hier, dass die halbe Dosis von Escitalopram in ihrer Wirkung nicht äquivalent effektiv zu der doppelten Dosis des razemischen Gemisches Citalopram ist, sondern die Serotonin-Wiederaufnahme potenter hemmt. Wenn also das R-Enantiomer, das in diesem Modell keinerlei Wirksamkeit entfaltet, wegfällt, dann ist das verbleibende S-Enantiomer (Escitalopram) überproportional wirksam, man gewinnt den Eindruck, dass mit dem Wegfall des R-Enantiomers kein neutraler Partner, vielmehr ein „Bremser“, eine Substanz, die die volle Effektivität des Escitaloprams hemmt, wegfällt.

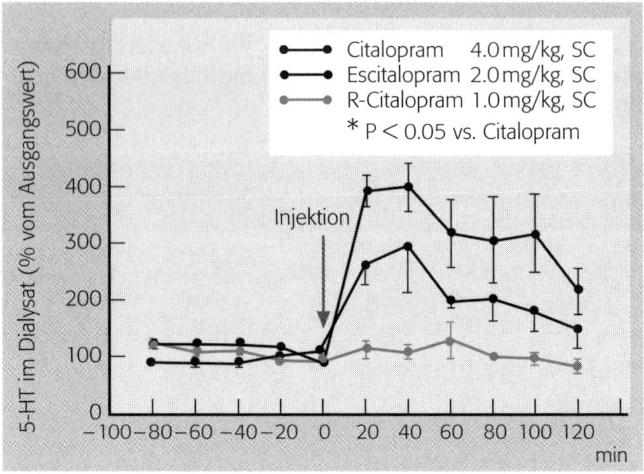

Abbildung 5 Messung der Serotonin-Konzentration (5-HT) in der Spülflüssigkeit einer Mikrodialyse-Pipette, nachdem die Versuchstiere (Ratten) zuvor Citalopram, Escitalopram und R-Citalopram subkutan appliziert bekamen. Wie deutlich zu erkennen ist, zeigt 2,0 mg/kg Escitalopram eine wesentlich ausgeprägtere Wirksamkeit als 4,0 mg/kg Citalopram (nach Mørk et al., 2002)

Diese Untersuchung wurde durch weitere Experimente fortgeführt (Mørk et al. 2003). Verglichen wurde nun der Anstieg von 5-HT im Dialysat unter Escitalopram 2,0 mg/kg (das entspricht der oberen Kurve in Abb. 5) mit dem Anstieg unter einem Gemisch bestehend aus Escitalopram 2,0 mg/kg und R-Citalopram 3,9 mg/kg bzw. Escitalopram 2,0 mg/kg und R-Citalopram 7,8 mg/kg. Der Anstieg fiel umso geringer aus, je mehr R-Citalopram beigegeben wurde (Abb. 6).

Somit zeigt sich deutlich, dass R-Citalopram die Wirkung von Escitalopram antagonisiert. Dies kann auch die pharmakodynamische Erklärung für den schnelleren

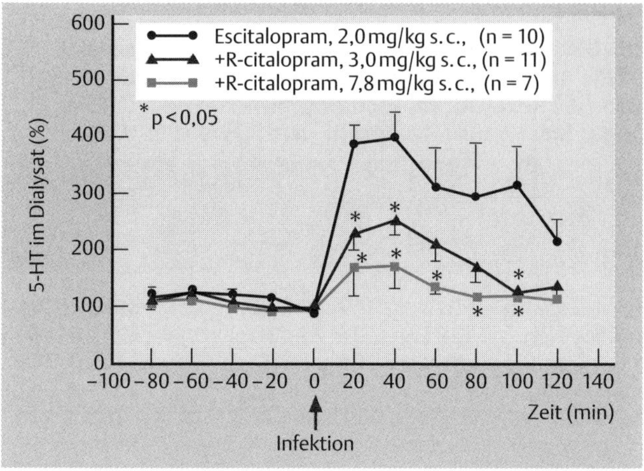

Abbildung 6 Wirkung von R-Citalopram auf den Escitalopram-induzierten Anstieg der extrazellulären Serotonin (5-HT)-Konzentration im frontalen Kortex (nach Mørk et al. 2003).
(*= signifikant niedrigere Konzentrationen als unter 2 mg/kg Escitalopram alleine)

Wirkeintritt und die stärkere Wirkung von Escitalopram im Vergleich zu Citalopram (das ja R-Citalopram zu 50 % enthält) sein (s.u.).

Während die Hemmung am Serotonin-Wiederaufnahmesystem deutlich ausgeprägt ist, verursacht Escitalopram, wie eine Reihe von Untersuchungen zeigten, keine Hemmwirkung an Rezeptorsystemen, wie es beispielsweise für die TZA ausführlich dokumentiert ist. Für die Histamin-, Cholin- und α_1-Rezeptoren ist dies in Tab. 4 gezeigt, der dort dargestellte Befund kann nahezu beliebig ergänzt werden, so wurden beispielsweise auch keine Interaktionen von Escitalopram mit Angiotensin-, Benzodiazepin-, Opiat-, Sigma- sowie nikotinergen Rezepto-

Tabelle 4

Darstellung der Hemmkomponenten verschiedener SSRIs an histaminergen, cholinergen (M_1) und adrenergen (α_1) Rezeptoren. Escitalopram erweist sich hier sogar inerter als Citalopram (nach Owens et al., 2001)

	Ki (nM)		
	Histamin H_1 Meerschweinchen	M_1 Mensch	α_1 Mensch
Escitalopram	1 973 ± 152	1242 ± 72	3870 ± 441
Citalopram	283 ± 18	1430 ± 105	1211 ± 160
Fluoxetin	1 548 ± 102	702 ± 48	3171 ± 390
Paroxetin	23 740 ± 1167	72 ± 3	2741 ± 193
Sertralin	6 578 ± 771	427 ± 45	188 ± 23

ren gefunden (Sánchez et al., 2003). Auch in dieser Hinsicht ist Escitalopram derzeit der „selektivste" SSRI.

2.2 Pharmakokinetische Eigenschaften von Escitalopram

Wie wir bisher gesehen haben, ist Escitalopram das pharmakodynamisch aktive Enantiomer des Razemats Citalopram, das ausgesprochen selektiv die Serotonin-Wiederaufnahme hemmt und keine Affinität gegenüber postsynaptischen Rezeptoren besitzt.

Escitalopram wird nach oraler Verabreichung rasch resorbiert (Drewes et al., 2001). So zeigten sich nach einer einmaligen Gabe von 40 mg Citalopram vs. 20 mg Escitalopram in Bezug auf den messbaren Plasmaspiegel von Escitalopram keine Unterschiede (Abb. 7). Die weiteren wichtigen pharmakokinetischen Parameter nach Einmalgabe gibt Tab. 5 im Vergleich zu Citalopram wieder.

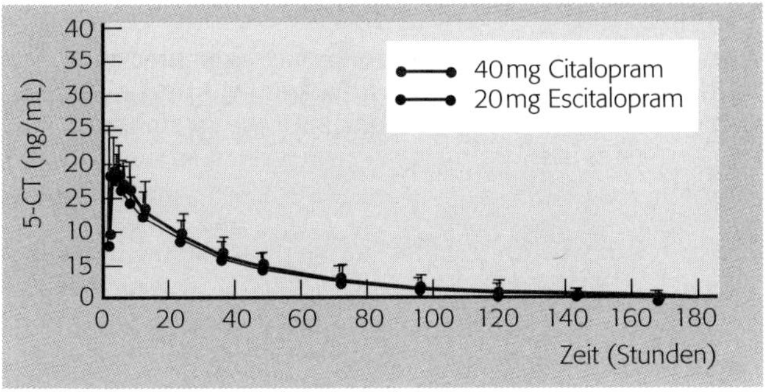

Abbildung 7 Plasmaspiegelverlauf von Escitalopram nach einer Einmalgabe von 40 mg Citalopram bzw. 20 mg Escitalopram an gesunde junge Männer. Es ergeben sich praktisch keine Unterschiede (Drewes et al., 2001)

Zwischen S- und R-Enantiomer besteht keine Interkonversion. Die Nahrungsaufnahme hat keinen Einfluss auf die Resorption von Escitalopram, zwischen Männern und Frauen existieren keine Absorptionsunterschiede.

Winkler und Kasper (2002) führen aus, dass die Lipophilität von Escitalopram (wie bei Citalopram) dessen Verteilung im Gewebe bestimme. So beträgt das Verteilungsvolumen 10 – 25 l/kg, was auf höhere Konzentrationen von Escitalopram im Gewebe im Vergleich zum Plasma schließen lässt. Im Tierversuch ist innerhalb von 24 Stunden nach Einmalgabe die Substanz nahezu vollständig aus dem ZNS eliminiert. Wahrscheinlich passiert Escitalopram wie auch Citalopram die Blut-Plazenta-Schranke und wird in geringer Konzentration in die Muttermilch ausgeschieden.

Sowohl Citalopram als auch Escitalopram werden hepatisch zu ähnlichen Anteilen von den Cytochrom-P-450-

Enzymen 2C19, 2D6 und 3A4 abgebaut (siehe Abb. 8). Durch diesen dreifachen Abbauweg sind klinisch bedeutsame Interaktionen mit anderen Substanzen, die über diese Isoenzyme metabolisiert werden oder diese blockieren, kaum wahrscheinlich.

Zu beachten ist angesichts dieser pharmakokinetischen Daten lediglich, dass langsame CYP 2C19-Metabolisierer erhöhte Escitalopram-Plasma-Konzentrationen entwickeln können, für langsame CYP 2D6-Metabolisierer ist dies nicht der Fall. Da die AUC bei älteren Menschen um 50 % ansteigt und zudem die Halbwertszeit (etwas) verlängert ist, sollte zu Beginn der Behandlung älterer Menschen die Dosis halbiert und auch die maximal applizierte Dosis vermindert werden.

Allgemein kann gesagt werden, dass das pharmakokinetische Verhalten von Escitalopram dem von Citalopram sehr ähnlich ist, in dem es ja schon immer zu 50 % enthalten war. Auch andere als unter Citalopram bereits beschriebene Interaktionen sind nicht zu erwarten, sodass die jahrelange Erfahrung mit den pharmakokinetischen Eigenschaften von Citalopram auf Escitalopram übertragen werden kann.

Tabelle 5

Pharmakokinetische Parameter von Escitalopram im Vergleich zu Citalopram (20 mg- bzw. 40 mg-Gabe)
(modifiziert nach Drewes et al., 2001)

Parameter	Escitalopram 20 mg	Citalopram 40 mg
T_{max} [h]	3,0 ± 1,5	3,2 ± 2,4
C_{max} [ng/ml]	18, 8 ± 4,5	21,1 ± 5,5
AUC [h·nmol/l]	637 ± 356	685 ± 376
$T_{1/2}$ Plasma [h]	26,7 ± 10,9	26,3 ± 10,8

Metabolisierung von razemischem Citalopram durch Cytochrom P450-Isoenzyme	Konzentration im steadystate (40 mg) nmol/L	relative 5-HT Aufnahmehemmung (Citalopram = 1)
Citalopram	260	1.0
Desmethylcitalopram	100	0.1
Didesmethylcitalopram	< 10	0.01

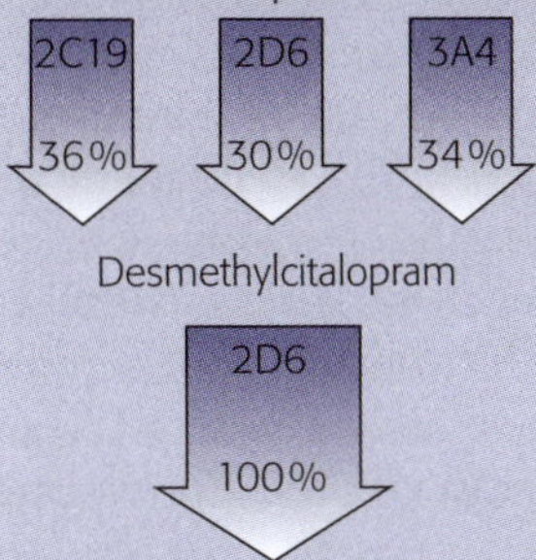

Metabolisierung von Escitalopram durch Cytochrom P450-Isoenzyme	Konzentration im steady-state (20 mg) nmol/L	relative 5-HT Aufnahmehemmung (Citalopram = 1)
S-Citalopram	63	2.0
Desmethylcitalopram	24	0.4
S-Didesmethylcitalopram	< 2	0.1

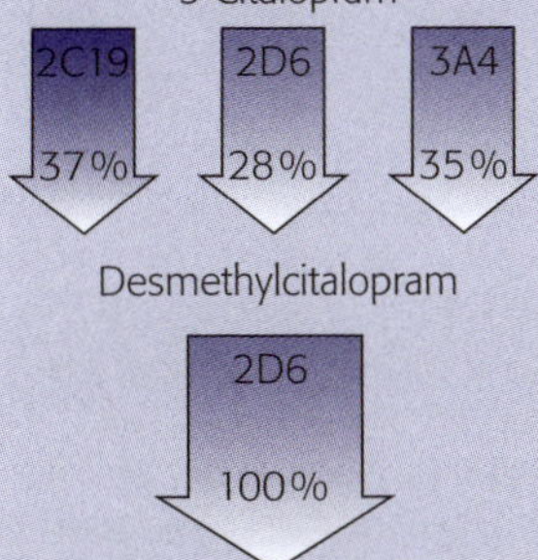

Abbildung 8 Oben dargestellt die Metabolisierung von Citalopram, unten die Metabolisierung von Escitalopram. Gravierende Unterschiede bestehen nicht (nach Moltke et al., 2001)

3 Wirksamkeit von Escitalopram

3.1 Tiermodelle

In diesem Abschnitt sollen keine ausführlichen Darstellungen der Wirksamkeit von Escitalopram in Tiermodellen aufgeführt werden. Die Substanz ist in zahlreichen Tiermodellen für Depressionen und Angsterkrankungen wirksam. In zwei dieser Untersuchungen, und nur auf diese soll etwas näher eingegangen werden, zeigten sich besonders interessante Effekte. In einem Modell wird bei Ratten z.B. durch helles Licht oder unangenehme Geräusche ein chronischer Stresszustand erzeugt, der zu einer Abnahme der Zuckeraufnahme der Ratten führt. Bei Zugabe von Antidepressiva kommt es dann wieder zu einem Ansteigen dieser Zuckeraufnahme. Abb. 9 zeigt dieses Ex-

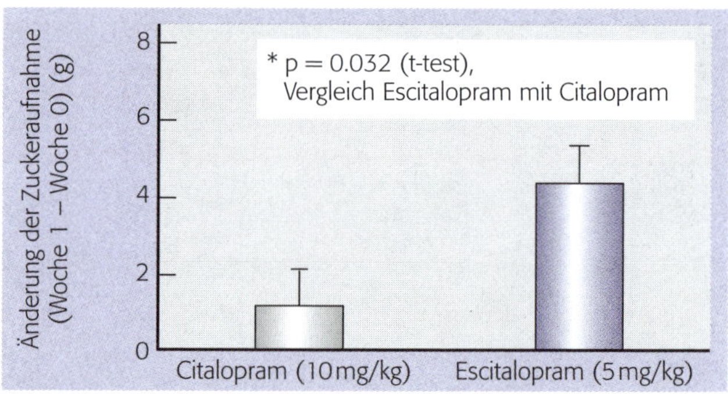

Abbildung 9 Ratten unter chronischem Stress nehmen weniger Zucker zu sich. Werden sie mit Antidepressiva behandelt, normalisiert sich die reduzierte Zuckeraufnahme, d.h. die Ratten nehmen wieder mehr Zucker auf. Bei dem Vergleich von Citalopram mit Escitalopram mit Hilfe dieser Testprozedur fällt auf, dass Escitalopram im Vergleich zu Citalopram trotz der äquivalenten Dosis einen deutlich größeren Effekt in diesem Depressionsmodell bereits in der ersten Behandlungswoche auslöst (modifiziert nach Montgomery, 2001)

periment für Escitalopram 5 mg/kg bzw. Citalopram 10 mg/kg. Deutlich wird ein ähnlicher Effekt, wie er schon bei den Mikrodialyse-Untersuchungen zu Tage trat. Escitalopram ist in diesem Experiment trotz äquivalenter – d.h. halb so hoher – Dosierung deutlich wirksamer als das Razemat, das ja aus 50 % S-Enantiomer (Escitalopram) und 50 % R-Enantiomer besteht. Diese eklatant ausgeprägtere Wirkung von Escitalopram zeigte sich bereits in der ersten Woche (Montgomery, 2001), ein tierexperimenteller Hinweis für einen frühen Wirkeintritt der Substanz.

Der soeben referierte Befund zeigt zunächst einmal wiederum, dass durch den Wegfall des R-Enantiomers eine zusätzliche Bremse gelöst zu werden scheint, sodass dann Escitalopram trotz halber Dosis besser wirkt als das Razemat.

Genau diese Interpretation wurde durch ein ähnliches Experiment von Papp und Sánchez (2003) bestätigt. Ratten, die mildem Stress ausgesetzt wurden, erhielten entweder Escitalopram (3,9 mg/kg), R-Citalopram (7,8 mg/kg) oder ein Gemisch aus Escitalopram (3,9 mg/kg) und R-Citalopram (7,8 mg/kg). Während Escitalopram beginnend mit der Woche 1 zu einer deutlichen Zunahme der Zuckeraufnahme führte, blieb R-Citalopram ohne Wirkung. Besonders interessant war aber, dass die Zugabe von R-Citalopram zu Escitalopram dessen Wirkung nahezu vollständig aufhob (Abb. 10).

Unterstützung erhalten diese Befunde durch Experimente, die in dieselbe Richtung einer antagonistischen Wirkung von R-Citalopram auf die Effekte von Escitalopram weisen. So untersuchten Mørk et al. (2003,

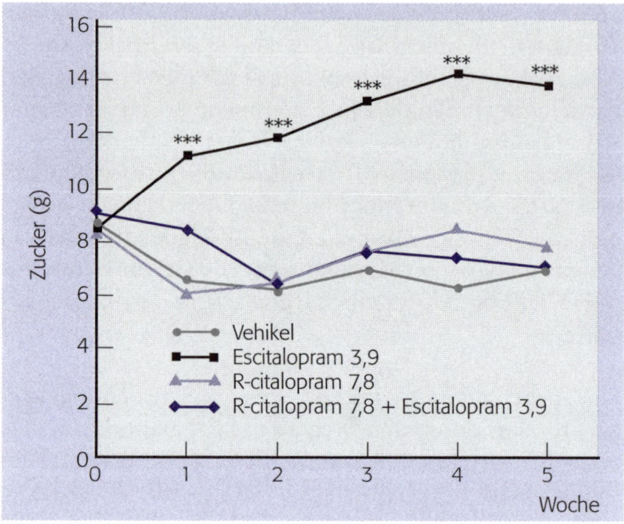

Abbildung 10 Zuckeraufnahme von Ratten, die milderem chronischen Stress ausgesetzt wurden. Während sich die Zuckeraufnahme unter Escitalopram erhöhte, war dies weder für R-Citalopram allein noch für die Kombination von R- und Escitalopram der Fall (nach Papp und Sánches, 2003)

2003b) die Wirkung verschiedener Pharmaka auf die durch 5-Hydroxytryptophan (5-HTP) ausgelösten Verhaltensänderungen bei Mäusen. Die Tiere erhielten 100 mg/kg 5-HTP i.v. Sie reagierten auf diese starke serotonerge Stimulation mit stereotypem Verhalten und Tremor. Serotonerge Pharmaka verstärken diesen Effekt (Potenzierung der 5-HTP-Wirkung). Escitalopram zeigte hier ausgeprägt potenzierende Effekte, R-Citalopram war wirkungslos. Interessant waren aber die Ergebnisse bei gleichzeitiger Gabe von R-Citalopram und Escitalopram: bei aufsteigender Dosis von R-Citalopram (von 0 bis 3,9 mg/kg) und gleichbleibender Dosis von Escitalopram (1,0 mg/kg) wurde der 5-HTP-

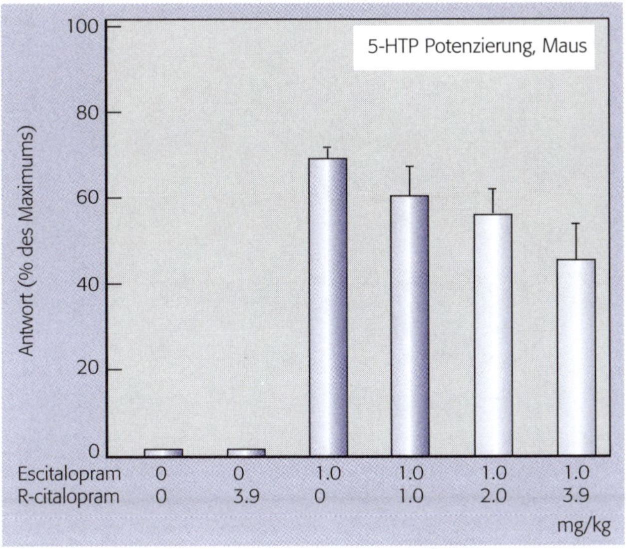

Abbildung 11 Effekte von Escitalopram und R-Citalopram auf die durch 5-Hydroxytryptophan (5-HTP) ausgelösten Verhaltensänderungen bei Mäusen. R-Citalopram antagonisiert die Wirkung von Escitalopram (nach Mørk et al., 2003) (*p ≤ 0,05)

potenzierende Effekt von Escitalopram durch R-Citalopram immer mehr abgeschwächt (Abb. 11).

Die Effekte im chronischen Stressmodell der Ratte setzen ja bereits in der ersten Woche ein, deuten somit auf eine früh beginnende Wirkung von Escitalopram. Untersuchungen, die diese erste Beobachtung untermauern könnten, wurden mit einem Modell durchgeführt, bei dem aggressives Verhalten von Ratten, die in engen Käfigen gehalten wurden, gemessen wird. Antidepressiva führen in diesem Modell zu einer Zunahme aggressiven Verhaltens. Mitchell und Hogg (2001) verglichen die

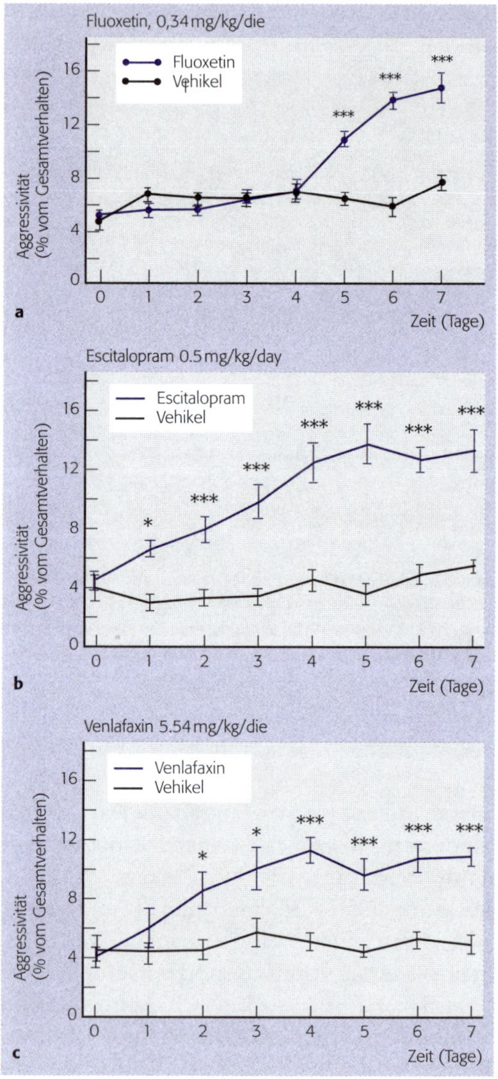

Abbildung 12 a, b, c Hier ist dargestellt, wie aggressiv sich Ratten in einer räumlich beengten Situation verhalten. Wiedergegeben ist das aggressive Verhalten in den ersten sieben Tagen bei einer Gabe von Fluoxetin, Escitalopram und Venlafaxin. Während es unter Fluoxetin (a) erst ab dem 5. Tag zu einer statistisch signifikanten Zunahme des aggressiven Verhaltens kommt, ist dies bei Escitalopram (b) bereits am ersten Tag der Fall, unter Venlafaxin (c), dem klinisch ein rascher antidepressiver Wirkeintritt nachgesagt wird, ist dies nur annähernd so schnell (nach Mitchell and Hogg, 2001) (* $p \leq 0.05$; *** $p \leq 0.001$)

Antidepressiva Escitalopram, Fluoxetin und Venlafaxin mit diesem Modell. Die Ergebnisse sind in Abb. 12a, b, c dargestellt. Sehr eindrücklich in diesem Modell ist der rasche Wirkeintritt von Escitalopram im Vergleich zu Fluoxetin. Selbst das als sehr schnell antidepressiv wirksam geltende Venlafaxin benötigt einen Tag länger, bis ein statistisch signikanter Wirkeintritt feststellbar ist.

3.2 Wirksamkeit bei depressiven Erkrankungen

Aktuttherapie

Der größte Teil der heute verfügbaren Informationen zu der klinischen Wirksamkeit von Escitalopram bei depressiven Erkrankungen stammt aus so genannten Zulassungsstudien.

Diese Untersuchungen werden in erster Linie durchgeführt, um zu zeigen, dass eine neu entwickelte Substanz, im vorliegenden Falle Escitalopram, eine statistisch signifikant überlegene Wirksamkeit gegenüber Placebo aufweist. Meist schließen die Untersucher neben der Placebo- und der zu überprüfenden Verum-Gruppe eine mit einem bewährten Standard behandelte Patientengruppe ein. Der Grund hierfür ist nicht in erster Linie ein dadurch möglicher Vergleich des neu entwickelten Antidepressivums mit der Standardsubstanz; vielmehr wird ein Standardtherapie-Arm eingeschlossen, um die Sensitivität der Studie für einen Placebo-Verum-Unterschied überprüfen zu können. Wenn z.B. bei einer Zwei-Arm-Studie (zu prüfendes Verum vs. Placebo) kein Unterschied zwischen der zu untersuchenden Substanz und Placebo gefunden wird, muss dies nicht die Wirkungslosigkeit der neuen Substanz bedeuten, vielmehr kann aus vielerlei Gründen die Studie und/oder die eingeschlossenen Patienten nicht geeignet gewesen sein, um einen Unterschied zu zeigen. Falls bei einer solch ungeeigneten Studie ein Standard-Therapie-Arm eingeschlossen gewesen wäre, hätte sich dieser auch nicht von Placebo abheben können, die zu untersuchende, neu entwickelte Substanz wäre nicht ungerechtfertigter Weise in Misskredit geraten.

Bei der Untersuchung von Escitalopram bot es sich natürlich an, als „aktive" Vergleichssubstanz das bewährte, weltweit sehr häufig verordnete Citalopram auszuwählen.

Die Zulassungsstudien hatten also im Wesentlichen drei zu untersuchende Gruppen: Escitalopram, Citalopram und Placebo. Auch andere Basisvariablen waren über alle Untersuchungen gleich: Die Patienten mussten an einer majoren Depression (DSM-IV) leiden, zwischen 18 und 65 Jahre alt sein, der Ausgangswert auf der Montgomery-Asberg-Depressionsskala (MADRS) zwischen 22 und 40 liegen. Nach einer einwöchigen, einfachblinden Placebo-run-in-Phase mussten die genannten Eingangskriterien nach wie vor erfüllt sein; die Behandlungszeit ohne die einfachblinde Placebo-run-in-Phase betrug einheitlich 8 Wochen. Als Hauptwirksamkeitskriterium diente die Veränderung der MADRS zu Woche 8.

Es sollen nun nicht die Einzelergebnisse jeder Studie berichtet werden, vielmehr soll beispielhaft auf das Ergebnis einer US-amerikanischen Studie eingegangen werden, die mit festgelegten Dosen („fixed-dose study") durchgeführt wurde; im Anschluss erfolgt die Darstellung einer Analyse, die alle durchgeführten Akutstudien

(„pooled data") einschließt. Die zusammenfassende Analyse war deshalb so gut möglich, weil die Studien – wie soeben dargestellt – nach einem vereinheitlichten Design durchgeführt wurden.

Burke und Kollegen (2002) publizierten kürzlich eine der nach einem festen Dosierungsschema durchgeführten Studie (Abb. 13). Der Ausgangs-MADRS-Wert betrug in allen 4 Gruppen zwischen 28,0 und 29,5, war also sehr ähnlich.

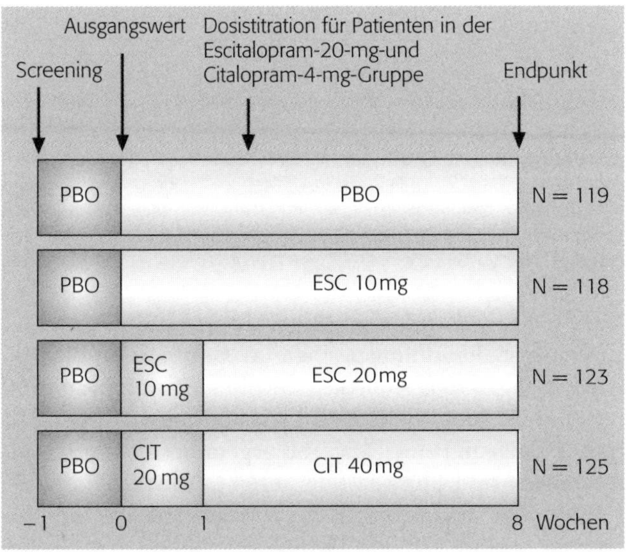

Abbildung 13 Dosierungsschema der von Burke et al. (2002) publizierten Studie. Nach der einwöchigen, einfachblinden Placebo-run-in-Periode erhalten die Patienten entweder Placebo, Escitalopram 10 mg/die, Escitalopram 20 mg/die oder Citalopram 40 mg/die (die beiden zuletzt genannten Gruppen werden über eine Woche mit der halben Enddosis aufdosiert) für 8 Wochen

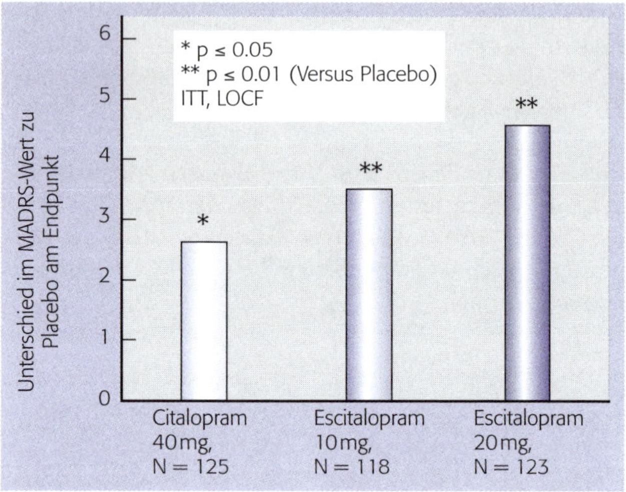

Abbildung 14 Unterschied des MADRS-Wertes nach der 8-wöchigen Behandlungsperiode in Relation zu Placebo. Alle drei Verumgruppen sind statistisch signifikant wirksamer als Placebo, numerisch zeichnet sich ein Vorteil insbesondere für die 20 mg/die-Escitalopram-Gruppe ab (Abk.: ITT = intention-to-treat, LOCF = last observation carried forward)

In Abb. 14 sind die Unterschiede des MADRS-Scores am Ende der Behandlungsperiode im Vergleich zu Placebo dargestellt. Es zeigt sich, dass sowohl die Citalopram- (40 mg/die) als auch die beiden Escitalopram-Gruppen (10 bzw. 20 mg/die) einen Placebo gegenüber statistisch signifikanten und klinisch relevanten Wirkvorteil aufweisen, wobei besonders die 20 mg/die-Escitalopram-Gruppe numerisch im Vorteil gegenüber den beiden anderen Verum-Gruppen ist.

Besonders vorteilhaft erscheint, dass die Wirkung von Escitalopram früh einsetzt. In Tab. 6 sind die Zeitpunkte des Auftretens der ersten Unterschiede in den Haupt-

Tabelle 6

Erstes Auftreten eines statistisch signifikanten Unterschieds zwischen den beiden Escitalopram-Gruppen und Placebo (nach Burke et al., 2002)

Wirksamkeits-instrument	Escitalopram 10 mg/die (N = 118)	Escitalopram 20 mg/die (N = 123)
MADRS	Woche 2	Woche 2
HAMD	Woche 2	Woche 2
CGI-V	Woche 1	Woche 2
CGI-S	Woche 2	Woche 2
HAMD-Item 1 („depressive Stimmung")	Woche 1	Woche 1

Abk.: MADRS = Montgomery-Asberg-Depressionsskala, HAMD = Hamilton-Depressionsskala, CGI-V = Clinical Global Impression-Verbesserung, CGI-Z = Clinical Global Impression-Zustand

wirksamkeitsinstrumenten dargestellt; wie unschwer zu erkennen ist, treten bereits in der zweiten Behandlungswoche, z.T. sogar schon in der ersten Behandlungswoche, Unterschiede im Vergleich zu Placebo unter Escitalopram auf. Dies könnte ein erster Hinweis für einen schnellen antidepressiven Wirkeintritt unter Escitalopram sein.

Somit kann schon anhand dieser Einzelstudie klar erkannt werden, dass Escitalopram statistisch signifikant besser antidepressiv wirksam ist als Placebo, der Wirkeintritt ist früh, es deuten sich Vorteile auch im Vergleich zu Citalopram an.

Im Folgenden wird nun die schon erwähnte zusammenfassende Studie („pooled data"), die alle nach diesem Design durchgeführten Untersuchungen einschließt,

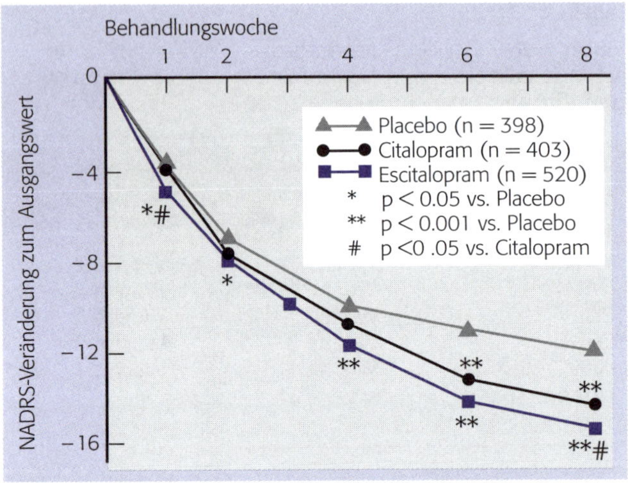

Abbildung 15 Verlauf des MADRS-Werts im Verlauf der 8-wöchigen Behandlung. Deutlich zu sehen ist, dass Escitalopram nach der ersten Behandlungswoche nicht nur einen signifikanten Vorteil gegenüber Placebo, sondern auch gegenüber Citalopram aufweist, der zwar in der Woche 2, 4 und 6 statistisch, wenngleich nicht numerisch, verloren geht, zur Woche 8, am Ende der Untersuchung aber wieder besteht (LOCF = last observation carried forward)

dargestellt (Gorman et al., 2002). Im Einzelnen handelt es sich hierbei um drei Studien. Eine Studie wurde nach einem fest vorgegebenen Dosierungsschema durchgeführt (s.o.), bei den beiden anderen Studien (nur ein Escitalopram-Arm) konnte die Dosis flexibel gewählt werden. Die Anfangsdosis für Escitalopram betrug 10 mg und konnte unter klinischen Gesichtspunkten bis 20 mg gesteigert werden, die Anfangsdosis von 20 mg Citalopram konnte bis 40 mg Citalopram erhöht werden.

Wie in Abb. 15 deutlich erkennbar, zeigt sich ein statistisch signifikanter Wirksamkeitsvorteil von Escitalopram und Citalopram gegenüber Placebo. Besonders wichtig für die klinische Bewertung von Escitalopram ist die zu Woche 1 statistisch signifikante, während des gesamten Beobachtungszeitraums numerisch vorhandene Überlegenheit von Escitalopram im Vergleich zu Citalopram. Diese Überlegenheit erreicht am Ende der Beobachtungszeit zu Woche 8 wieder statistische Signifikanz. Somit zeigt diese zusammenfassende Auswertung ähnliche Muster (früher Wirkeintritt, höhere antidepressive Potenz, jeweils in Relation zu Citalopram),

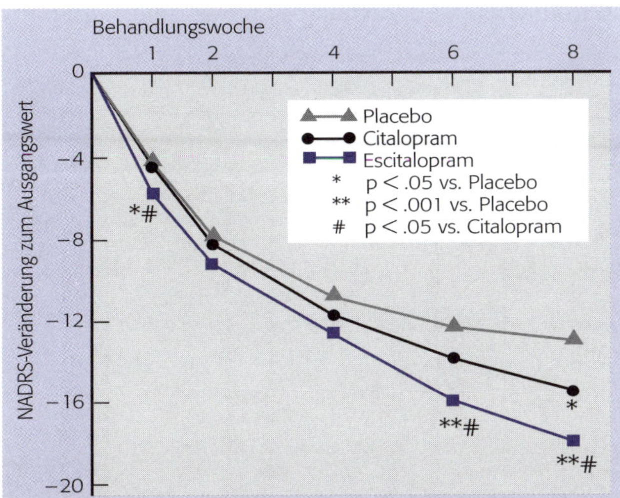

Abbildung 16 MADRS-Verlauf für die besonders schwer depressive Subgruppe (MADRS zum Zeitpunkt der Aufnahme in die Studie > 30). Wiederum zeigt Escitalopram bereits zu Woche 1 nicht nur einen statistisch signifikanten Unterschied zu Placebo, sondern auch zu Citalopram, der numerisch während des gesamten Behandlungsverlaufs bestehen bleibt und ab der Woche 6 wieder statistisch signifikant wird. Die Unterschiede zu Placebo und Escitalopram sind sogar deutlicher ausgeprägt als in der Gesamtstudie

wie sie schon in den experimentellen Untersuchungen teilweise zu Tage getreten sind.

In einer Subanalyse wurden die besonders schwer (MADRS > 30 zu Beginn) depressiven Patienten untersucht. Das Ergebnis ist in analoger Weise in Abb. 16 dargestellt. Bei dieser besonders schwer zu behandelnden Gruppe depressiver Patienten ist der Unterschied zwischen Escitalopram und Citalopram sogar noch stärker ausgeprägt. (Der Vollständigkeit halber sei an dieser Stelle darauf hingewiesen, dass auch in einer placebokontrollierten Untersuchung an schwer depressiven Pa-

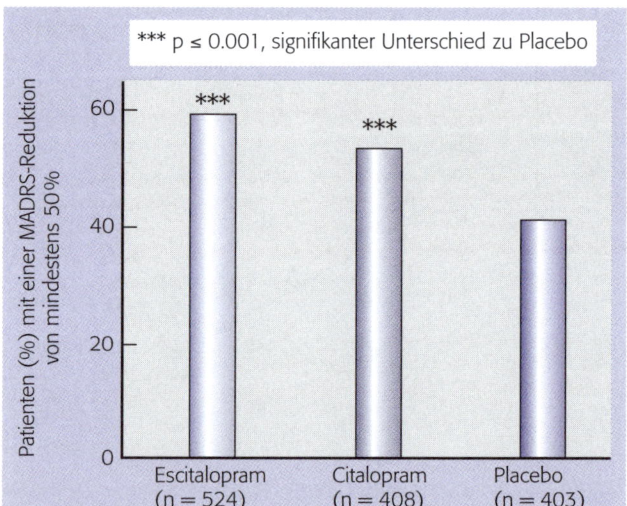

Abbildung 17 Darstellung des Anteils an Responder (MADRS-Reduktion mindestens 50 %) in den drei Behandlungsgruppen. Sowohl in der Citalopram- als auch in der Escitalopram-Gruppe sind statistisch signifikant mehr Responder vorhanden als in der Placebo-Gruppe, wobei es einen numerischen Vorteil in der Escitalopram-Gruppe im Vergleich zur Citalopram-Gruppe gibt

tienten mit einem mittleren HAMD-Score von 30 Escitalopram Placebo statistisch signifikant überlegen war [Ninan et al. 2003].)

Ein ähnlicher Trend ergibt sich auch für die Auswertung der Responder (mindestens 50 %ige Reduktion der MADRS) (Abb. 17).

Somit ist – basierend auf dieser Gesamtanalyse der wichtigen Zulassungsstudien – festzuhalten, dass Escitalopram deutlich wirksamer als Placebo ist. Zu einigen Behandlungszeitpunkten (Woche 1, Woche 6 und 8) ist Escitalopram zudem statistisch signifikant ausgeprägt

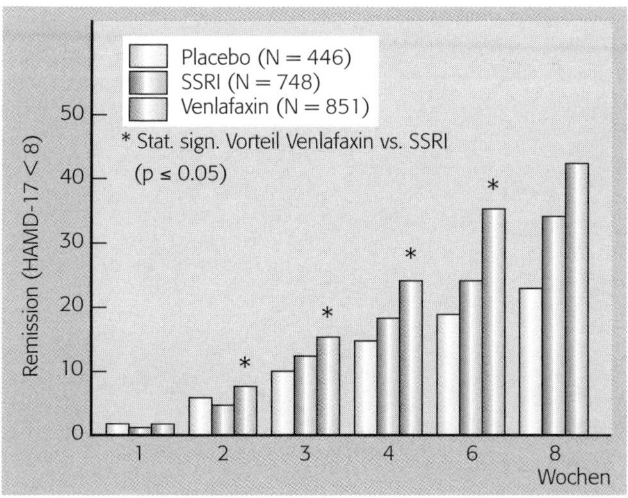

Abbildung 18 Meta-Analyse (Thase et al., 2001) von Studien, die Venlafaxin mit SSRIs und Placebo verglichen. Dargestellt sind hier die Remissionsraten (HAMD-17-item-Gesamtwert < 8). Wie ersichtlichlich, erreicht hier Venlafaxin zu den Studienwochen 3, 4, 6 und 8 einen numerischen Vorteil, zu den Wochen 3, 4 und 6 ist dieser auch statistisch signifikant

besser wirksam als Citalopram. Diese Wirkung ist auch besonders bei schwer depressiven Patienten vorhanden.

Venlafaxin gilt als sehr wirksames Antidepressivum. So konnten beispielsweise Thase et al. (2001) zeigen, dass bei einem direkten Vergleich zu SSRIs Venlafaxin Wirkvorteile besitzt (Abb. 18). U.a. wurde aus diesen Studienergebnissen geschlossen, dass Venlafaxin den SSRIs hinsichtlich der Wirksamkeit deutlich überlegen sei.

Somit erschien es besonders wichtig, das neu entwickelte Escitalopram mit diesem anerkannt als sehr wirksam geltenden Antidepressivum zu vergleichen. In eine doppel-

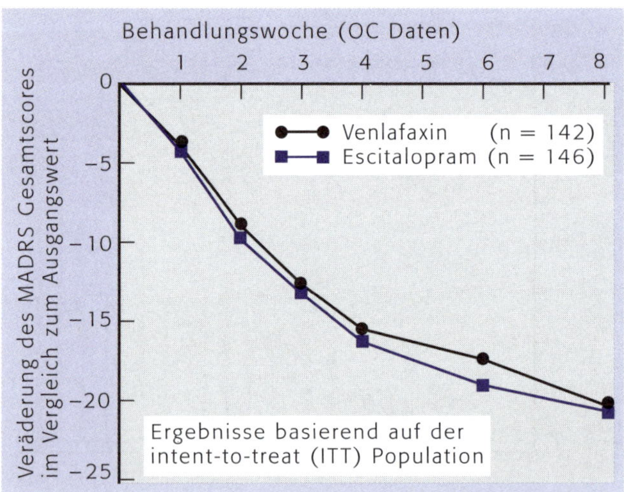

Abbildung 19 Abnahme des MADRS-Werts unter Venlafaxin bzw. Escitalopram während der 8-wöchigen Behandlungsphase. Beide Kurven verlaufen nahezu deckungsgleich, was darauf hinweist, dass zwischen beiden Substanzen kaum Wirkunterschiede bestehen (Abk.: ITT = intent-to-treat, OC = observed cases)(Montgomery et al., 2002)

blinde Vergleichsstudie (Montgomery et al., 2002) dieser beiden Substanzen wurden insgesamt 289 ambulante Patienten im Alter von 18 bis 85 Jahren, die an einer majoren Depression (DSM-IV, MADRS > 18) litten, eingeschlossen. Das Dosierungsschema war flexibel, die Eingangsdosierungen betrugen 10 mg/die in der Escitalopram- und 75 mg/die in der Venlafaxin-Gruppe. Nach einer Woche konnte der Arzt, sofern er dies für nötig hielt, die Dosis auf 20 bzw. 150 mg/die erhöhen. Die mittleren Dosierungen (für Woche 4 – 8), die aus diesem Dosierungsschema resultierten, betrugen für Escitalopram 12,8 mg/die und 95,2 mg/die für Venlafaxin. Bei 22 % der Patienten in der Escitalopram- und 24 % in der Venlafaxin-Gruppe wurde während der 8-wöchigen Behandlung eine Dosiserhöhung vorgenommen.

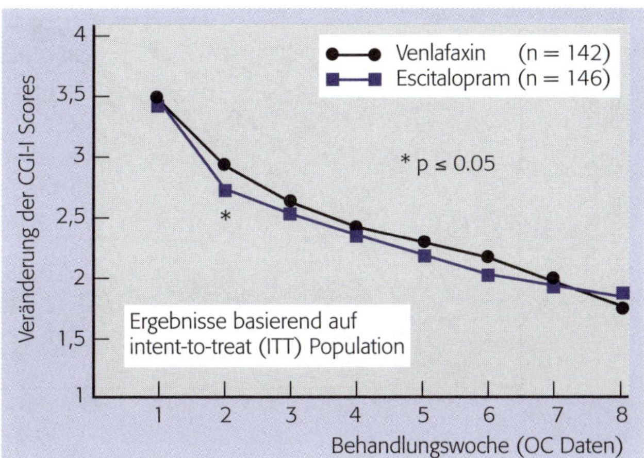

Abbildung 20 CGI-Verbesserungswert (CGI-I) in der Venlafaxin- und Escitalopram-Gruppe. Auch hier zeigt sich ein nahezu identischer Abfall der Symptomatik. In Woche 2 ist einmal ein statistisch signifikanter Vorteil für Escitalopram gegeben (Abk.: ITT = intent-to-treat, OC = observed cases)

Der Behandlungsverlauf für den MADRS- und den CGI-Verbesserungswert ist in den Abb. 19 sowie 20 dargestellt und zeigt eindrücklich, dass keine Unterschiede im Abfall der depressiven Symptomatik zwischen den beiden Gruppen bestehen. Beim CGI-Verbesserungswert ist in Woche 2 ein statistisch signifikanter Vorteil für Escitalopram gegeben (Abb. 20).

In weiteren Analysen wurde die Response (Abnahme des MADRS-Wertes um mindestens 50 %) und die Remission (Abnahme des MADRS-Wertes unter 13) untersucht. Hierbei wurde der so genannten „sustained response" bzw. „sustained remission" besondere Aufmerksamkeit

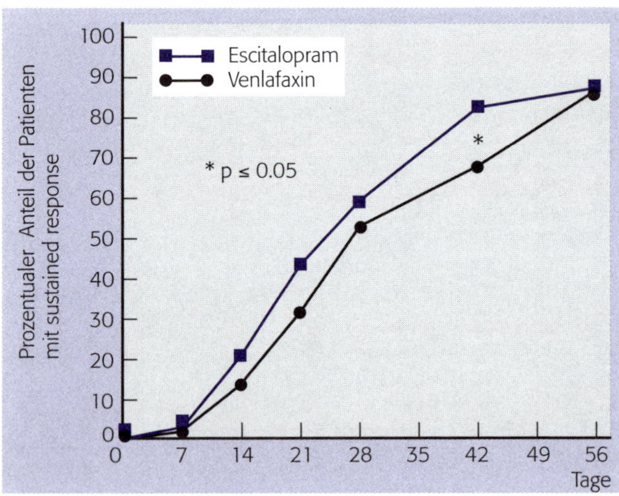

Abbildung 21 Anteil der Patienten im Behandlungsverlauf, die eine „sustained response" (für die Definition siehe Text) erreichen. Unter Escitalopram setzt diese „sustained response" im Durchschnitt 4,6 Tage früher als unter Venlafaxin ein. Am Ende der 8-wöchigen Behandlungsperiode existieren keine Unterschiede mehr

gewidmet. Hierunter versteht man jene Patienten, die, wenn sie einmal eine Response oder Remission erreicht haben, diese Besserung auch bis zum Ende der Studie beibehalten, also sich nicht wieder verschlechtern. Wie aus Abb. 21 ersichtlich, erreichen die mit Escitalopram behandelten Patienten eine „sustained response" wesentlich früher als die mit Venlafaxin behandelten Patienten, nämlich im Mittel um 4,6 Tage.

Ein noch deutlicherer Unterschied als bei der „sustained response" ergibt sich bei dem klinisch wichtigeren Maß der „sustained remission". Abb. 22 zeigt hier die relativen Patientenanteile in beiden Gruppen, die eine „sustained remission" im Behandlungsverlauf erreichen: zu den Wochen 2, 3, 4 und 6 haben deutlich mehr Escitalo-

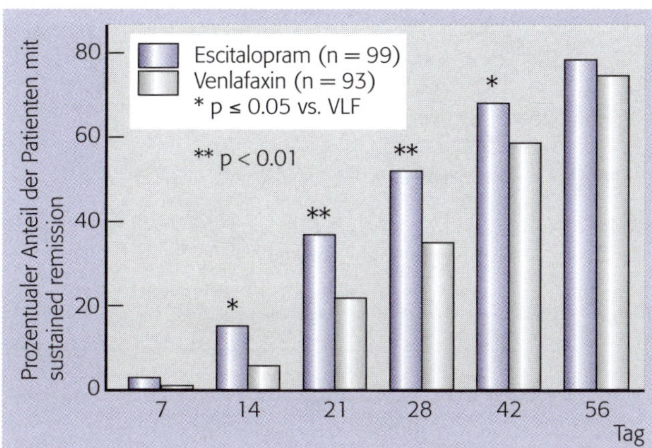

Abbildung 22 Anteil der Patienten im Behandlungsverlauf, die eine andauernde Remission („sustained remission", MADRS < 12) erreichen. Unter Escitalopram sind dies statistisch signifikant mehr Patienten in den Wochen 2, 3, 4 und 6, diese dauerhafte Remission setzt im Durchschnitt 6,6 Tage früher ein

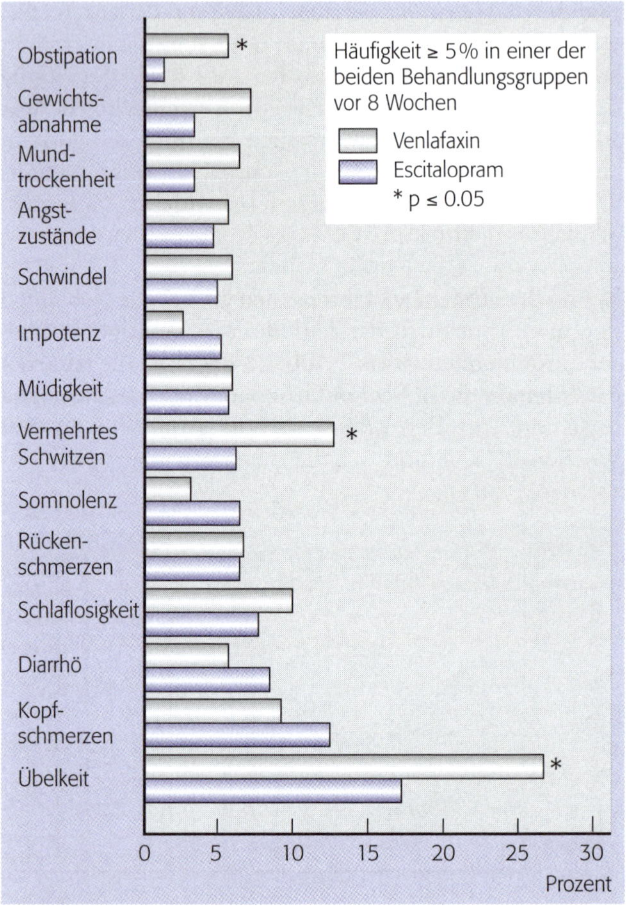

Abbildung 23 Nebenwirkungen (≥ 5 % in mindestens einer der beiden Behandlungsgruppen) während der Behandlung mit Venlafaxin bzw. Escitalopram. Unter Venlafaxin traten mehr einzelne Nebenwirkungen auf als unter Escitalopram. Die Nebenwirkungen Übelkeit, vermehrtes Schwitzen sowie Obstipation waren statistisch signifikant häufiger unter Venlafaxin zu verzeichnen als unter Escitalopram

pram-Patienten eine dauerhafte und anhaltende Remission erfahren als Venlafaxin-Patienten, diese Unterschiede sind statistisch signifikant. Im Durchschnitt setzt diese „sustained remission“ unter Escitalopram 6,6 Tage früher ein als unter Venlafaxin.

Dem Aspekt Nebenwirkungen ist ein eigenes Kapitel gewidmet, dennoch soll an dieser Stelle kurz auf das unterschiedliche Nebenwirkungsspektrum der Substanzen Venlafaxin und Escitalopram eingegangen werden (Abb. 23). Beim direkten Vergleich der während der Behandlung neu aufgetretenen Nebenwirkungen fällt auf, dass unter Venlafaxin mehr Nebenwirkungen auftreten als unter Escitalopram; Übelkeit, vermehrtes Schwitzen sowie Obstipation traten unter Venlafaxin sogar statistisch signifikant häufiger auf als unter Escitalopram.

Kritisch anzumerken bleibt bei der vorgestellten Studie, dass die durchschnittlich eingenommene Venlafaxin-Dosis relativ niedrig – mindestens im Rahmen einer klinischen Studie – war. Allerdings entsprechen 75 – 100 mg/die Venlafaxin der durchschnittlich in der Ambulanz verabreichten Dosis. Darüber hinaus bestand die Möglichkeit zur Dosiserhöhung bei nicht ausreichender Dosierung. Somit kann zusammenfassend festgehalten werden: In den eingenommenen Dosierungen zeigt Escitalopram bei besserer Verträglichkeit einen schnelleren Wirkeintritt in Bezug auf dauerhafte Besserung als Venlafaxin.

Langzeittherapie

Bisher liegt eine Studie zur Wirksamkeit von Escitalopram in der Langzeittherapie depressiver Störungen vor. Untersucht wurde hier der Rückfall-prophylaktische

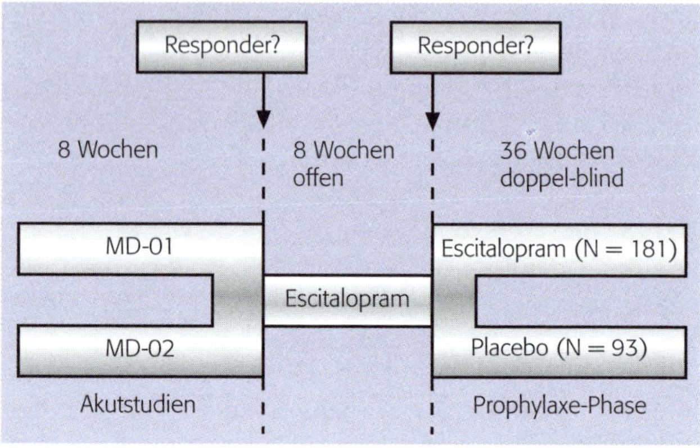

Abbildung 24 Design der Rückfall-Prophylaxe-Studie; für Details siehe Text

Effekt der Substanz (Rapaport et al., 2002). Das Design der Studie ist in Abb. 24 widergegeben. Patienten, die aus zwei vorher, unabhängig von der Langzeittherapiestudie durchgeführten Untersuchungen als Responder (MADRS < 12) hervorgegangen waren, wurden für weitere 8 Wochen offen mit Escitalopram behandelt. Blieben sie Responder, so wurden sie anschließend im Verhältnis 2 : 1 randomisiert: Eine Gruppe erhielt für weitere 36 Wochen Escitalopram, die andere Gruppe Placebo. Der Dosisbereich von Escitalopram lag zwischen 10 und 20 mg/die.

Während der eigentlichen 6-wöchigen Studienphase wurde dann beobachtet, wie viele Rückfälle sich in den beiden Gruppen ereigneten. Hierbei war ein Rückfall definiert als die Erhöhung des MADRS-Wertes auf mindestens 22 und/oder der Abbruch der Behandlung aufgrund fehlender Wirksamkeit. Zum Beginn der dop-

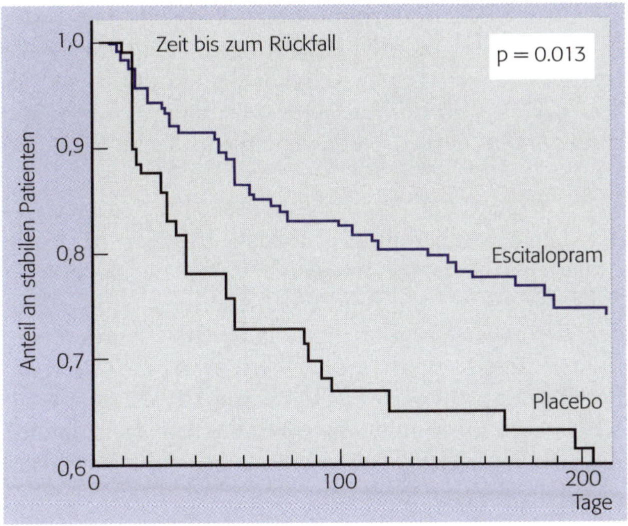

Abbildung 25 Anteil der Patienten, die zu einem gegebenen Zeitpunkt während der doppelblinden Beobachtungsperiode einen depressiven Rückfall erleiden. Erkennbar sind zwei Sachverhalte: 1. Depressive Rückfälle setzen in der Placebo-Gruppe wesentlich früher ein im Vergleich zur Escitalopram-Gruppe und 2. die Anzahl der Rückfälle ist in der Escitalopram-Gruppe deutlich und statistisch signifikant niedriger als in der Placebo-Gruppe (Rapaport et al., 2002)

pelblinden Behandlungsperiode waren die Patienten weitgehend in Remission, der mittlere MADRS-Wert zum Randomisierungs-Zeitpunkt betrug in der Placebo-Gruppe 6,2, in der Escitalopram-Gruppe 7,2. Die Rückfallwahrscheinlichkeit war unter Escitalopram signifikant geringer (nur ca. halb so hoch während der Beobachtungszeit) als unter Placebo, auch die Zeit bis zu einem depressiven Rückfall war unter Escitalopram signifikant länger (Abb. 25). Die Zeit bis zu einem depressiven Rückfall wies keine Korrelation mit dem Alter, dem

Geschlecht oder der Anzahl vorangegangener depressiver Episoden auf. Unter der Erhaltungstherapie mit Escitalopram kam es zu einer weiteren Reduktion der mittleren MADRS-Werte, was einer nochmaligen Verminderung der depressiven Beschwerden entspricht.

Somit kann festgehalten werden, dass Escitalopram in der Langzeitbehandlung Rückfall-verhindernd wirkt. Angesichts der hervorragenden Verträglichkeitsdaten der Substanz ergibt sich somit eine neue, gute Möglichkeit der effektiven Langzeitbehandlung von Depressionen. Eine weitere Langzeitstudie (Wade et al., 2002), in der Escitalopram offen in einer Dosis von 10 – 20 mg/die für 52 Wochen im Anschluss an verschiedene doppelblinde Akutstudien weitergegeben wurde, zeigt einen weiteren Abfall der depressiven Symptomatik, 86 % der Patienten befanden sich am Ende der Woche 52 in Remission.

3.3 Weitere Indikationen

Escitalopram wurde neben der Depression in drei weiteren Indikationen untersucht: bei Panikstörungen, bei der generalisierten Angststörung und der sozialen Phobie, also, allgemein gesprochen, bei Angststörungen. Erste Hinweise auf eine spezifische Wirksamkeit von Escitalopram auf Angstsymptome ergaben sich bereits aus den Untersuchungen an depressiven Patienten. So wurde in der Analyse der gepoolten Daten der Depressionsstudien (Gorman et al., 2002) eine so genannte Einzel-Item-Analyse der MADRS durchgeführt. Dies bedeutet, dass einzelne Unterpunkte der Skala, aus deren Addition sich dann der Gesamtpunktwert zusammensetzt, separat analysiert wurden. In Abb. 26 ist diese Auswertung für das MADRS-Angst-Item „Innere Anspannung“ gezeigt.

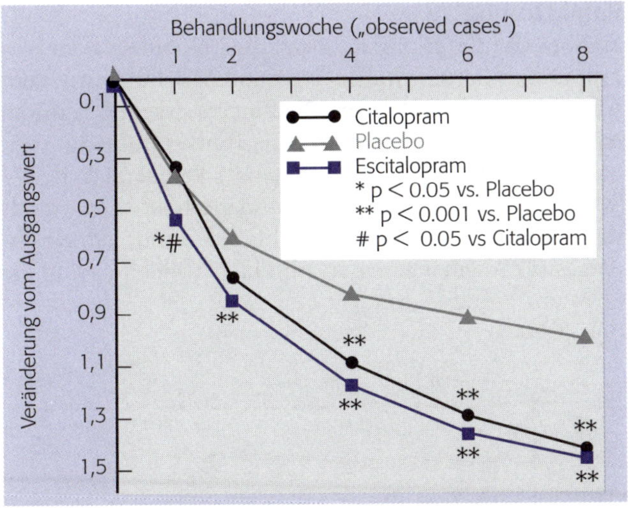

Abbildung 26 Verlauf des MADRS-Angst-Items „Innere Anspannung" in der Analyse gepoolter Daten aus drei Depressionsstudien (Gorman et al., 2002). Zu allen Messzeitpunkten ist Escitalopram statistisch signifikant Placebo überlegen, auch bereits zu Woche 1. Während allen Messzeitpunkten zeigt sich auch eine numerische Überlegenheit von Escitalopram versus Citalopram, die zu Woche 1 statistisch signifikant ist

Wie aus der Abbildung klar ersichtlich, wirkt Escitalopram besser als Citalopram, beide SSRI sind Placebo überlegen. Besonders deutlich stellt sich der Wirkvorteil von Escitalopram versus Citalopram am Anfang der Behandlung, zu Woche 1, dar.

Somit ergibt bereits diese Subanalyse der Angstsymptome bei depressiven Patienten deutliche Hinweise darauf, dass Escitalopram auch eine ausgezeichnete Wirkung auf dieses Symptomspektrum ausüben könnte. Wie sieht nun die Wirksamkeit von Escitalopram bei Angststörungen im engeren Sinne aus?

Panikstörung

Stahl et al. (2002) präsentierten die Ergebnisse einer placebokontrollierten Studie bei Panikpatienten in einem Alter von 18 bis 80 Jahren. Die Einschlusskriterien waren nach DMS-IV Patienten mit einer Panikstörung mit oder ohne Agoraphobie, die mindestens 4 Panikattacken in 4 Wochen hatten, und somit zumindestens an einer mittelschweren Panikstörung litten. Diese Gruppe erhielt zunächst für 2 Wochen einfachblind Placebo. Nur wenn die

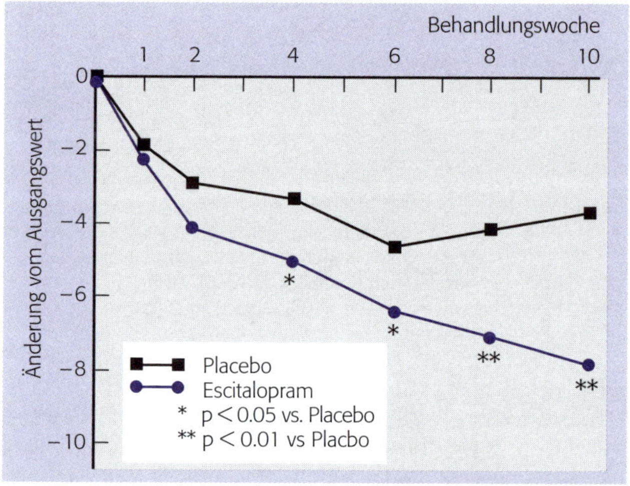

Abbildung 27 Änderung vom Ausgangswert in der P & A-Skala. Diese Panik- und Agoraphobie-Skala (nach Bandelow) erfasst 5 Bereiche: 1. Panikattacken, 2. Agoraphobie, Vermeidungsverhalten, 3. Antizipatorische Angst, „Angst vor der Angst", 4. funktionelle Einschränkungen aufgrund der Angsterkrankung und 5. Gesundheitssorgen. Der Wert stellt also ein Gesamtmaß für die Beeinträchtigung und das Leid, verursacht durch die Panikstörung, dar. In dieser Skala kommt es zu einem statistisch signifikanten Wirkvorteil von Escitalopram gegenüber Placebo ab der Woche 4, der bis zur Woche 10 (Studienende) an Ausmaß kontinuierlich zunimmt (nach Stahl et al., 2002)

Patienten in diesen beiden Wochen mindestens 3 Panikattacken aufwiesen, sich also nicht im Vergleich zu dem Zeitraum vor der Studie verbessert hatten, wurden sie in den doppelblinden Vergleich, der sich anschloss, aufgenommen. Diese Vorphase wurde in das Studiendesign aufgenommen, um so genannte Placebo-Responder, also Patienten, die sich nur aufgrund der Aufnahme in eine klinische Studie und der Verabreichung von Placebo bessern, auszuschließen. Um die Komorbidität mit depressiven Symptomen zu begrenzen, musste auch der HAMD-

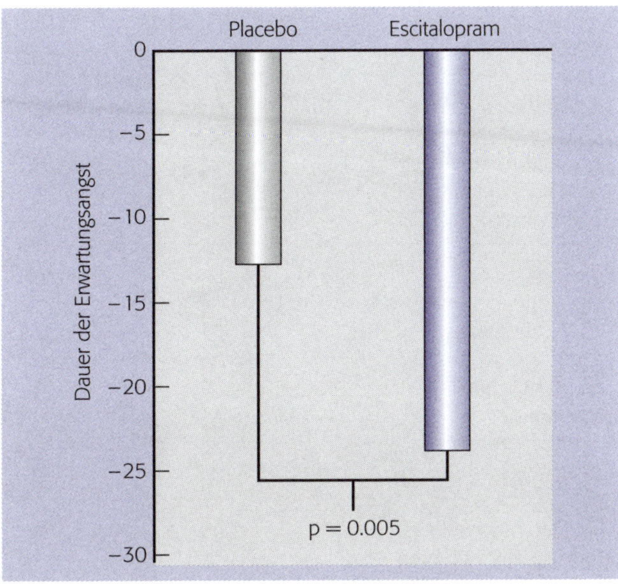

Abbildung 28 Abnahme des Anteils (in Prozent der Zeit) der Erwartungsangst unter Placebo und Escitalopram in der Studie an Panikpatienten (Stahl et al., 2002). Unter Escitalopram kommt es zu einer wesentlich ausgeprägteren Abnahme als unter Placebo, der Unterschied ist hoch signifikant

Tabelle 7

Zusammenfassende Tabelle zu dem Ergebnis des Vergleichs Escitalopram-Placebo bei Panikpatienten (Stahl et al., 2002)

Kriterium	Placebo (N = 114)	Escitalopram (N = 125)	p-Wert
Häufigkeit von Panikattacken (log-Werte, Vergleich End-/Ausgangswert)	-1,36	-1,61	≤0.05
Keine Panikattacken mehr (n [%])	44 [38,6]	63 [50,4]	≤0.05
Gesamtwert P & A*	-4,1	-8,7	≤0.01
Antizipatorische Angst (Abnahme des Anteils an der Gesamtzeit) (%)	-12,7	-23,9	≤0.01
HAMA	-4,8	-5,9	≤0.05
CGI-Verbesserung	2,8	2,2	≤0.01
CGI-phobische Vermeidung	3,1	2,5	≤0.01
CGI-Schwere	-1,2	-1,6	<0.01
Globaler Wirksamkeits-eindruck des Patienten	2,8	2,3	≤0.01
Lebensqualität**	2,7	5,7	≤0.01

* Panic and Agoraphobia Scale
** gemessen mit dem Quality of Life Questionaire

17-Gesamtwert kleiner als 18 sein. Während der sich anschließenden doppelblinden 10-wöchigen Studienphase (Vergleich Escitalopram / Placebo) wurde eine flexible Dosierung befolgt, d.h. die behandelnden Ärzte konnten, nachdem sie initial 10 mg/die Escitalopram erreicht hatten, auf der Grundlage ihrer klinischen Einschätzung die Dosis auf 20 mg/die Escitalopram erhöhen.

Wie aus Tab. 7 klar ersichtlich ist, erweist sich Escitalopram in allen Wirksamkeitskriterien, den primären und sekundären, Placebo in der Wirksamkeit statistisch signifikant überlegen. Somit kann diese Überlegenheit als ein sehr robustes Ergebnis der Studie angesehen

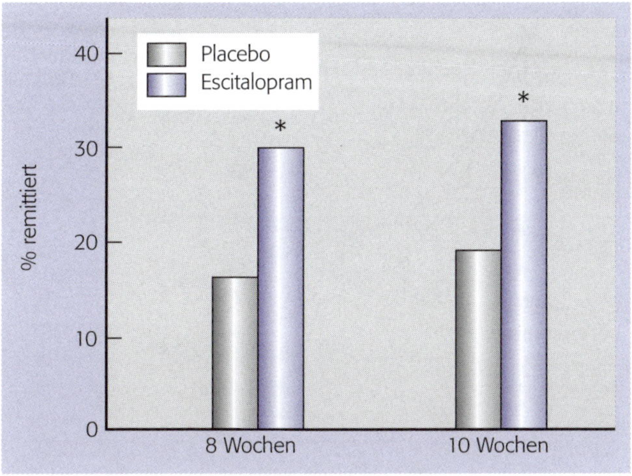

Abbildung 29 Darstellung der Remissionsraten (Remission definiert als keine Panikattacken und gleichzeitig einen Score von 1 auf dem CGI-Verbesserung [= sehr gut gebessert]). Auch in diesem klinisch sehr relevanten Maß zeigt Escitalopram sowohl nach 8 als auch nach 10 Wochen Beobachtungszeit einen statistisch signifikanten und klinisch relevanten Wirkvorteil gegenüber Placebo (nach Stahl et al., 2002)

werden. Besonders signifikant ($p < 0.01$) ist der Unterschied bei dem Gesamtwert der P & A, der antizipatorischen Angst, dem CGI-Wert „Verbesserung", „phobischer Vermeidung", „Schwere", für die Einschätzung der Lebensqualität sowie für den globalen Wirksamkeitseindruck.

Um das Ergebnis auch visuell beurteilen zu können, sei auf die Abb. 27 – 29 verwiesen.

Generalisierte Angststörung

Insgesamt liegen drei Studien mit ähnlichem Design und vergleichbaren Ergebnissen vor. Exemplarisch soll hier

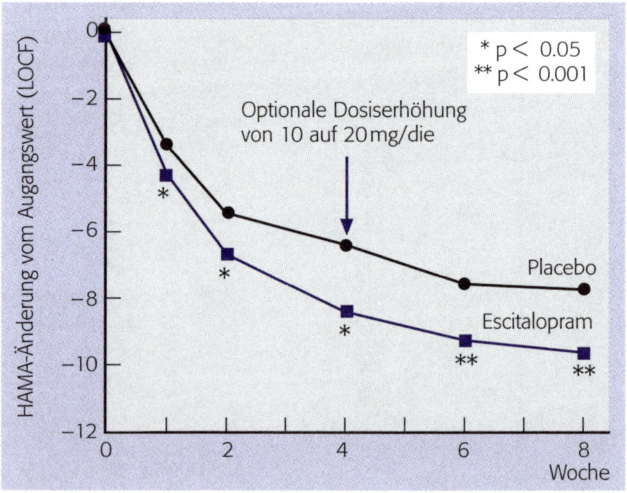

Abbildung 30 Verlauf des Gesamtwertes der Hamilton-Depressions-Skala (HAMA) im Verlauf der doppelblinden Behandlung mit Escitalopram bzw. Placebo (LOCF = Last-observation-carried-forward-Analyse). Escitalopram erweist sich Placebo gegenüber als statistisch signifikant wirksamer (nach Davidson et al., 2002)

die Untersuchung von Davidson et al. (2002) kurz erläutert werden. In dieser Studie wurden 153 Patienten in den Placebo- und 154 Patienten in den Escitalopram-Arm (10 – 20 mg/die) eingeschlossen und für 8 Wochen behandelt. Die recht hohen Ausgangwerte auf der HAMA (23,2 bzw. 23,6) zeigen, dass eine gravierende Angstsymptomatik vorlag. In der Hauptzielvariable (dem Abfall der HAMA, Abb. 30), aber auch zahlreichen anderen Parametern (Hospital Anxiety and Depression Scale, Unterskala Anxiety), CGI und Quality of Life war Escitalopram Placebo statistisch signifikant überlegen. Eine Analyse, die die drei durchgeführten GAD-Studien zusammenfasste und so zu einer Gruppengröße von 427

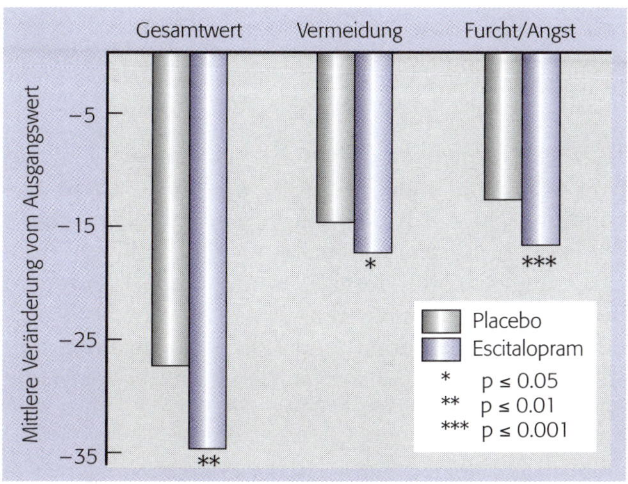

Abbildung 31 Darstellung der Hauptergebnisse der Studie zur sozialen Angst (Kasper et al., 2002). Zu sehen sind links der Gesamtwert der Liebowitz Social Anxiety Scale, die beiden Säulenpaare rechts daneben zeigen die Unterscores „Vermeidung" sowie „Furcht/Angst" dieser Skala. Escitalopram ist in allen drei Effektivitätskriterien Placebo statistisch signifikant überlegen

Patienten im Placebo-Arm und 429 Patienten im Verum-Arm gelangte, zeigte, dass die Wirkung von Escitalopram bereits in der ersten Woche jener von Placebo überlegen war und sich diese Überlegenheit bis zur Woche 8 kontinuierlich vergrößerte (Goodmann et al. 2003).

Soziale Phobie

Die Ergebnisse zur sozialen Phobie (Kasper et al., 2002) stellen sich ähnlich dar wie diejenigen der anderen Angststudien. Eingeschlossen wurden 177 Patienten in der Placebo- und 181 in der Escitalopram-Gruppe (Dosis: 10 – 20 mg/die) und für 12 Wochen behandelt. Sowohl im primären Wirkkriterium, dem Gesamtwert der Liebowitz Social Anxiety Scale (LSAS, Abb. 31) als auch in nahezu allen sekundären Wirksamkeitskriterien erwies sich Escitalopram als statistisch signifikant wirksamer als Placebo.

Kürzlich wurden die Ergebnisse einer placebokontrollierten Langzeitstudie (12 Wochen initiale offene Behandlung mit Escitalopram [10-20 mg/die], dann placebokontrollierte, doppelblinde Behandlung, Escitalopramdosis 10 oder 20 mg/die, für 24 Stunden) publiziert (Montgomery et al, 2003). Sowohl 10 als auch 20 mg/die Escitalopram waren Placebo gegenüber statistisch signifikant überlegen in Bezug auf die Verhinderung eines Rückfalls ($p < 0.001$).

4 Verträglichkeit

4.1 Akuttherapie der Depression

In klinischen Studien hat sich Escitalopram in einer Dosierung von 10 und 20 mg/die als sehr gut verträglich erwiesen (Rosenbaum et al., 2002). Eine erste Übersicht über die Nebenwirkungen im Vergleich zu Placebo ist aus Abb. 32 zu ersehen. Hier sind vier doppelblinde 8-Wochen-Studien, bei denen eine flexible Dosis von 10 bis 20 mg/die verwendet wurde, in der Auswertung zusammengefasst.

Wie aus Abb. 32 unschwer zu erkennen ist, entspricht das Nebenwirkungsprofil von Escitalopram im Wesentlichen jenem von Citalopram. Die deutlichsten Unterschiede zwischen den beiden Verumgruppen und Placebo treten bei Übelkeit zu Tage. In Abb. 33 sind die gastrointestinalen Nebenwirkungen, die ja bei einer SSRI-Therapie immer besondere Beachtung finden, in einer Übersicht dargestellt. Unterzieht man die Einzelnebenwirkung Übelkeit einer Häufigkeitsanalyse über den Behandlungszeitraum (Abb. 34), so zeigt sich, dass diese Nebenwirkung insbesondere in den ersten beiden Behandlungswochen ein Problem darstellt, am Ende der Beobachtungsperiode liegt die Häufigkeit in der Escitalopram-Gruppe nur noch diskret über jener in der Placebo-Gruppe.

Vergleicht man die Studien, die mit einer fixen Dosierung von 10 mg/die durchgeführt wurden, mit jenen, bei denen eine flexible Dosis von 10 – 20 mg/die gegeben werden konnte, die also erwartungsgemäß zu höheren durchschnittlichen Escitalopram-Dosen führten, so zeigte sich bei insgesamt niedriger Nebenwirkungsinzidenz ein pro-

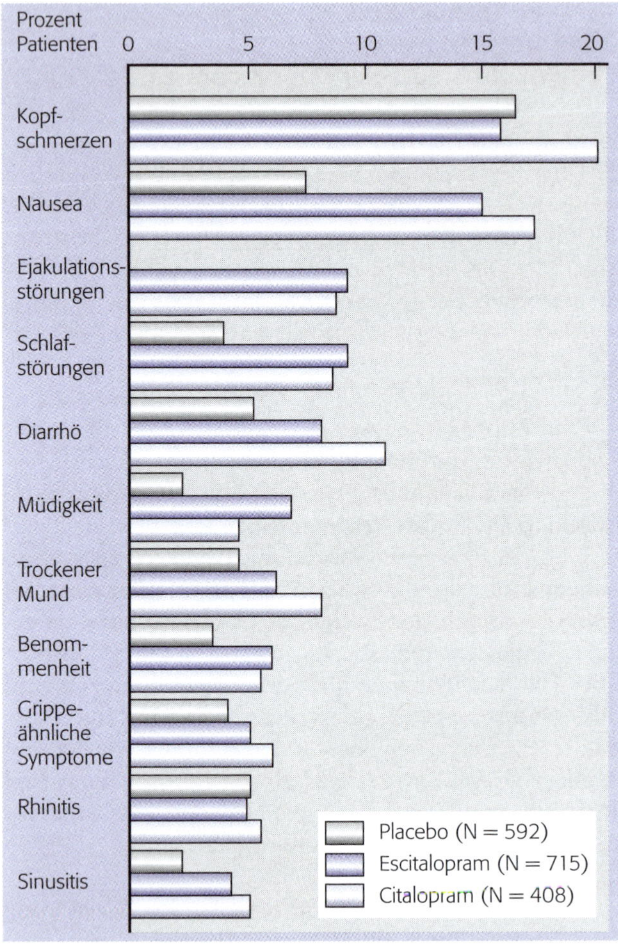

Abbildung 32 Nebenwirkungen mit einer Mindestinzidenz von 5 % und mit einer höheren Inzidenz zumindestens in einer der beiden Verum-Gruppen als unter Placebo. Dargestellt ist der relative Anteil der Patienten (%) mit der entsprechenden Nebenwirkung (nach Hakkarainen und Reines, 2001; Gergel et al., 2002)

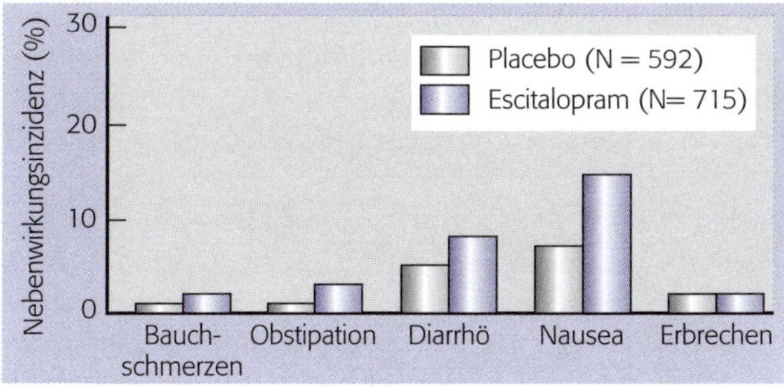

Abbildung 33 Gastrointestinale Nebenwirkungen (Datenbasis s.o.). Nur Nausea kommt in dieser Nebenwirkungskategorie unter Escitalopram signifikant häufiger als unter Placebo vor (nach Hakkarainen und Reines, 2001)

zentuales Ansteigen der Nebenwirkungen (Nausea, Schwitzen, Diarrhö, Schlafstörungen, Müdigkeit sowie Impotenz). Diese Vergleiche sollten allerdings mit größter Vorsicht interpretiert werden, da die Daten aus unterschiedlichen Untersuchungen stammen und somit keinesfalls eindeutig gewertet werden können.

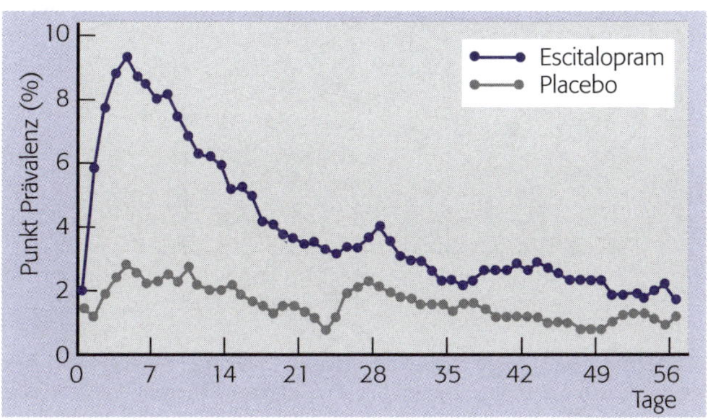

Abbildung 34 Darstellung der Punktprävalenz der Nebenwirkung Übelkeit (Hakkarainen und Reines, 2001)

Die zusammenfassende Analyse von Gergel et al. erfasste auch die Therapieabbrecher aufgrund von Nebenwirkungen: 5,9 % der Escitalopram- und 2,2 % der Placebo-Patienten beendeten die Therapie frühzeitig.

In den doppelblinden Zulassungsstudien gab es bezüglich Laborwerten, EKG- und Blutdruckveränderungen keine Unterschiede zwischen Placebo und Escitalopram. Neuartige, unerwartete Nebenwirkungen traten nicht auf. Zudem hatte Escitalopram keinen Einfluss auf das Gewicht (siehe Abb. 35).

Die Ergebnisse der Vergleichsstudie Escitalopram versus Venlafaxin (Montgomery et al., 2002) – weniger Nebenwirkungen unter Escitalopram – wurden bereits diskutiert (siehe S. 34f.).

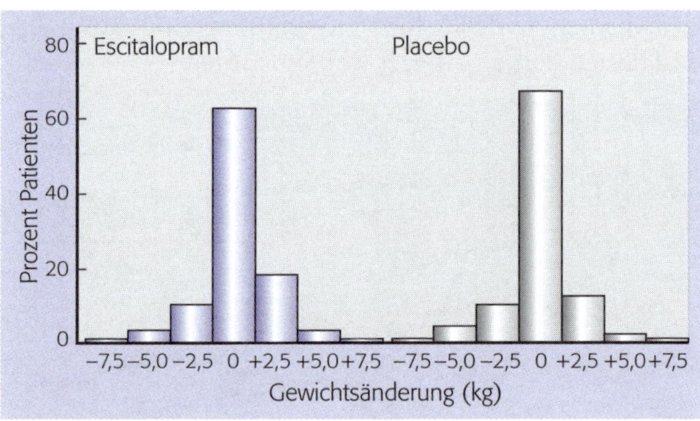

Abbildung 35 Dargestellt ist der relative Anteil an Patienten, die eine Gewichtsveränderung während einer 8-wöchigen Therapie unter Escitalopram bzw Placebo aufwiesen. Zwischen beiden Gruppen besteht kein Unterschied. Die Datenbasis stellen die europäischen Zulassungsstudien mit einer festen Dosierung dar

Immer wieder stellen Nebenwirkungen einen Grund für eine Antidepressiva-Umstellung dar. Meist wird ein Antidepressivum aus einer anderen „Klasse" gewählt, um

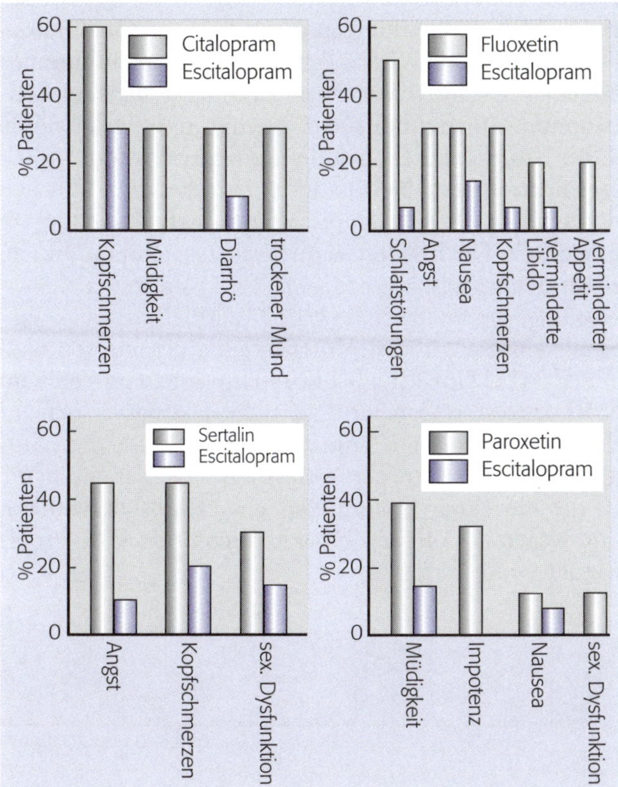

Abbildung 36 Darstellung spezifischer SSRI-Nebenwirkungen, die unter Citalopram, unter Fluoxetin, unter Sertralin oder Paroxetin aufgetreten sind, im Vergleich zur Häufigkeit dieser Nebenwirkungen, nachdem die Patienten auf Escitalopram umgestellt wurden (nach Rosenthal und Li, 2002)

das Persistieren der jeweiligen Nebenwirkung sicher zu vermeiden. Nur selten wird daher von einem SSRI auf ein anderes SSRI umgestellt. Gerade dieses Vorgehen wurde aber in einer offenen Studie verfolgt (Rosenthal und Li, 2002). 46 depressive Patienten, die wegen gravierender Nebenwirkungen entweder unter Citalopram, Fluoxetin, Sertralin oder Paroxetin die Behandlung mit diesem SSRI abbrechen mussten, wurden offen auf Escitalopram (10 mg/die) für 8 Wochen umgestellt. 85 % dieser 46 Patienten wurden erfolgreich (d.h. ohne Neuauftreten der Nebenwirkungen, die zum Abbruch der initialen SSRI-Therapie zwangen) auf Escitalopram umgestellt. Die Ergebnisse im Einzelnen sind in Abb. 36 zusammengestellt.

Somit kann aus dieser Untersuchung geschlossen werden, dass bei Unverträglichkeitssymptomen unter einem SSRI der ersten Generation ein Umstellungsversuch auf Escitalopram lohnen könnte. Dies gilt, obwohl diese Studie wegen der relativ geringen Anzahl von Patienten, die in die einzelnen Subgruppen eingeschlossen wurden, und wegen des offenen Designs auch kritisch diskutiert werden sollte.

4.2 Langzeittherapie der Depression

Die Langzeitverträglichkeit von Escitalopram kann am besten mit Hilfe der Rückfallprophylaxe-Studie von Rapaport et al. (2001) beurteilt werden. Das Design dieser Studie wurde weiter oben bereits beschrieben. Zunächst einmal war der Anteil der Patienten, die wegen Nebenwirkungen die Untersuchung abbrachen, in der Langzeitbehandlungsphase, die ja mehr als 4-mal so lang war wie die Akutbehandlungsperiode, geringer (Abb. 37), zum anderen war sie auch geringer als die Abbruchrate unter Placebo.

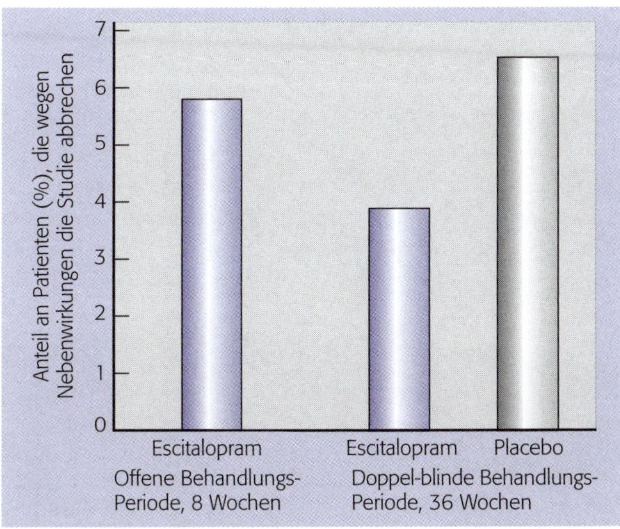

Abbildung 37 Anteil an Patienten, die entweder während der offenen Akutbehandlungsperiode (Länge: 8 Wochen) oder der doppelblinden Langzeitbehandlungsperiode (36 Wochen) die Behandlung unter Escitalopram oder Placebo abbrachen (nach Rapaport et al., 2001)

Zum anderen gab es auch keine Unterschiede im Nebenwirkungsspektrum zwischen Langzeitstudienphase und Akutbehandlungsperiode, das Nebenwirkungsspektrum entsprach bei dieser Langzeitanwendung dem bereits oben dargestellten Nebenwirkungsspektrum.

4.3 Angsterkrankungen

Escitalopram wurde mit guten Wirksamkeitsergebnissen bei der Panikstörung, der generalisierten Angststörung und der sozialen Phobie untersucht. Diese Ergebnisse sind weiter oben dargestellt. Im Folgenden soll nur auf die Nebenwirkungsdaten, die im Rahmen dieser Untersuchungen gewonnen werden konnten, eingegangen werden; da sich diese nicht wesentlich von denen im

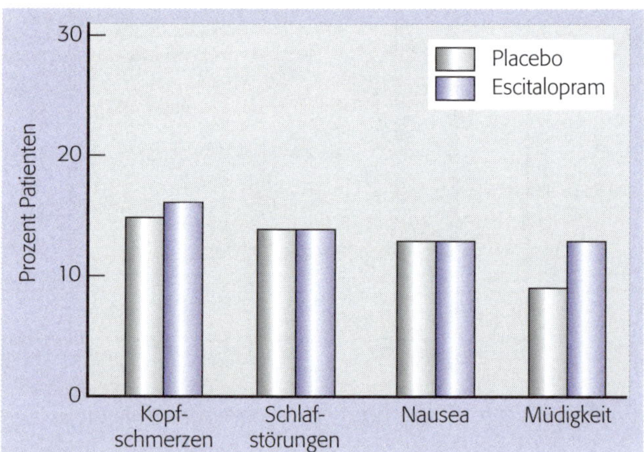

Abbildung 38 Darstellung des Nebenwirkungsspektrums von Escitalopram im Rahmen der doppelblinden, placebokontrollierten Studie an Patienten mit einer Panikstörung (nach Stahl et al., 2002)

Tabelle 8

Nebenwirkungen in der doppelblinden, placebokontrollierten Untersuchung zur sozialen Phobie. Dargestellt sind diejenigen Nebenwirkungen, die mit einer Mindestinzidenz von 5 % auftreten und zumindestens einen Unterschied von 4 % zwischen den beiden Behandlungsgruppen aufweisen

	Placebo (N = 177)	Escitalopram (N = 181)
Nausea	11,9 %	21,5 %
Müdigkeit	8,5 %	13,8 %
Schläfrigkeit	5,1 %	9,9 %
Diarrhö	4,5 %	9,4 %
Vermehrtes Schwitzen	1,7 %	6,1 %
Ejakulationsstörungen	0,0 %	5,9 %
Verminderte Libido	1,1 %	5,5 %

Bereich der Akutstudien an depressiven Patienten unterscheiden, soll dies relativ kurz geschehen.

Bei der Panikstörung (Stahl et al., 2002) brachen unter Escitalopram 6 % der Patienten die Behandlung wegen Nebenwirkungen ab, in der Placebo-Gruppe waren dies 8 %. Auch das Nebenwirkungsspektrum (Abb. 38) zeigt eindeutig die gute Verträglichkeit der Substanz auch bei dieser Klientel, die als sehr nebenwirkungssensitiv gilt. In der Studie bei sozialer Phobie (Kasper et al., 2002) ergaben sich größere Unterschiede zwischen Placebo und Escitalopram, die allerdings keine klinisch relevanten Ausmaße annehmen (Tab. 8). Eine Ausnahme bildet hier lediglich die weiter oben beschriebene Übelkeit, die sich aber im Laufe der Behandlung nahezu vollständig zurückbildet.

In einer Posterpublikation über die Ergebnisse der Studie an Patienten mit generalisierter Angststörung (Davidson et al., 2002) ist das Nebenwirkungsspektrum nicht einzeln diskutiert, es wird lediglich erwähnt, dass dieses demjenigen bei depressiven Patienten entspräche.

5 Fazit

Selektive Serotonin-Wiederaufnahme-Hemmer (SSRI) stellen einen Durchbruch in der medikamentösen Depressionstherapie dar. Sie ermöglichen eine sichere und effektive Therapie. Wegen des deutlich günstigeren Nebenwirkungsspektrums dieser Medikamentenklasse im Vergleich zu trizyklischen Antidepressiva sichern sie eine gute Einnahmecompliance.

Mit Escitalopram – dem wirkungsbestimmenden aktiven S-Enantiomer des Razemats Citalopram – liegt nun eine Weiterentwicklung dieser Substanzgruppe vor. Escitalopram ist mit großem Abstand der selektivste SSRI. Während Escitalopram und Citalopram sich pharmakokinetisch ähnlich verhalten, auch somit ein vergleichbares (niedriges) Interaktionspotenzial aufweisen, gibt es sowohl experimentelle als auch klinische Hinweise darauf, dass Escitalopram einen schnelleren Wirkeintritt und eine ausgeprägtere Wirksamkeit als Citalopram aufweist. Dieser Befund ist besonders beachtenswert, da er – wie gesagt – nicht nur klinisch, sondern in analoger Weise auch experimentell gefunden wurde. Offensichtlich wird durch den Wegfall des R-Enantiomers nicht nur ein neutraler Bestandteil aus dem Razemat Citalopram entfernt, vielmehr scheint das R-Enantiomer die pharmakodynamische Wirksamkeit des S-Enantiomers zu hemmen.

Escitalopram wirkt nicht nur in der Akuttherapie der Depression, sondern es vermindert auch das Rückfallrisiko signifikant. Daneben wirkt es bei Angsterkrankungen.

Escitalopram ist ebenso gut verträglich wie Citalopram, auch bei den in dieser Beziehung besonders sensiblen Angstpatienten treten Nebenwirkungen selten und dann v.a. am Beginn der Therapie auf. Die häufigste Nebenwirkung stellt die Übelkeit dar, die nach zwei Wochen kaum noch häufiger als unter Placebo-Behandlung auftritt.

Somit stellt Escitalopram eine wirkungsvolle Weiterentwicklung von Citalopram dar. Da Escitalopram – bis auf eine Halbierung der Dosis – mit dem gesamten Erfahrungswissen von Citalopram eingesetzt werden kann, sollten keine Anwendungsunsicherheiten auftreten.

6 Literatur

BUCKLEY NA, MCMANUS SR (2002) Fatal toxicity of serotonergic and other antidepressant drugs: analysis of United Kingdom mortality data. BMJ 325: 1332-1333

BURKE WJ, GERGEL I, BOSE A (2002) Fixed-dose trial of the single isomer SSRI escitalopram in depressed outpatients. J Clin Psychiatry 63: 331-336

DAVIDSON J, BOSE A, SU G (2002) Escitalopram in the treatment of generalized anxiety disorder. National Conference of the Anxiety Disorder Association, Austin, Texas

DREWES P, TJIJSSEN I, MENGEL H, LAARSEN F (2001) A single-dose cross-over pharmacokinetic study comparing racemic citalopram (40 mg) with the S-enantiomer of citalopram (escitalopram, 20 mg) in healthy male subjects. 41th Annual Meeting of the New Clinical Drug Evaluation Unit (NCDEU), Phoenix, Arizona

GERGEL I, HAKKARAINEN H, ZORNBERG G, KOROTZER A (2002) Escitalopram is a well tolerated SSRI. 155th Annual Meeting of the American Psychiatric Association. Philadelphia

GORMAN JM, KOROTZER A, SU G (2002) Efficacy comparison of escitalopram and citalopram in the treatment of major depressive disorder: Pooled analysis of placebo-controlled trials. CNS Spectrum 7 (suppl 1): 40-44

GOODMANN WK, BOSE A, WANG Q (2003) Escitalopram 10mg/day is effective in the treatement of generalised anxiety disorder. Poster, 156th American Psychiatric Association (APA), San Francisco

HAKKARAINEN H, REINES EH (2001) Escitalopram and citalopram: safety comparison. 7th WCBP, Berlin, 1- 6 July

KASPER S, LOFT H, SMITH JR (2002) Escitalopram is efficacious and well tolerated in the treatment of social anxiety disorder. ADAA National Conference

MITCHELL PJ, HOGG S (2001) Behavioral effects of escitalopram predict rapid antidepressant activity. APA, New Orleans

MOLTKE LL VON, GREENBLATT DJ, GIANCARLO GM, GRANDA BW, HARAMATZ JS, SHADER RI (2001) Escitalopram (S-citalopram) and its metabolites in vitro: Cytochromes mediating biotransformation, inhibitory effects, and comparison to R-citalopram. Drug Metabolism and Disposition 29: 1102-1109

MONTGOMERY SA, LOFT H, SANCHEZ C, REINES EH, PAPP M (2001) Escitalopram (S-enantiomer of citalopram): clinical efficacy and onset of action predicted from a rat model. Pharmacol Toxicol 88: 282-286

MONTGOMERY SA, HUUSOM AKT, BOTHMER J (2002) Escitalopram is at least as effective as venlafaxine XR in the treatment of depression and is better tolerated. 15th ECNP Congress, Barcelona, Spain

MONTGOMERY SA, DÜRR-PAL N, LOFT H, NIL R (2003) Escitalopram prevents relapse in patients suffering from social anxiety disorder (SAD). Poster, 156th American Psychiatric Association (APA), San Francisco

MØRK A, KREILGAARD C, SÁNCHEZ C (2002) In vitro and in vivo effects of citalopram and its enantiomers on the serotonin uptake transporter. 15th ECPN, Barcelona, Spain

MØRK A, KREILGAARD C, SÁNCHEZ C, BRENNUM LT, WIBORG O (2003) In vitro and in vivo effects of citalopram enantiomers on the 5-HT transporter. Poster, 156th American Psychiatric Association (APA), San Francisco

MØRK A, KREILGAARD C, SÁNCHEZ C (2003) The R-enantiomere of citalopram counteracts escitalopram-induced increase in extracellular 5-HT in the frontal cortex of freely moving rats. Neuropharmakology (in press)

MÜLLER WE (2002) Pharmakologie der neuen Antidepressiva im Vergleich. In: Möller HJ, Müller WE, Rüther E (Hrsg) Moderne Antidepressiva. Thieme, Stuttgart: 1-15

NINAN PT, VENTURA D, WANG J (2003) Escitalopram is effective and well tolerated in the treatment of severe depression. Poster, 156th American Psychiatric Association (APA), San Francisco

OWENS MJ, KNIGHT DL, NEMEROFF CB (2001) Secondgeneration SSRIs: human monoamine transporter binding profile of escitalopram and R-fluoxetine. Biol Psychiatry 50: 345-350

PAPP M, SÁNCHEZ C (2003) R-Citalopram attenuates escitalopram in a rat stress modell of depression. Poster, 156th American Psychiatric Association (APA), San Francisco

RAPAPORT M, BOSE A, ZHENG H, KOROTZER A (2002) Escitalopram prevents relapse of depressive episodes. 11th Meeting of the Association of European Psychiatrists, May 4-8, Stockholm, Sweden

ROSENBAUM JF, HAKKARAINEN H, SU G (2002) Comparison of safety in placebo-controlled trials of escitalopram and citalopram. 42nd Annual New Clinical Drug Evaluation (NCDEU) Meeting, Boca Raton, Florida

ROSENTHAL MH, LI D (2002) Efficacy and tolerability of escitalopram in patients intolerant to other SSRIs. 23rd Congress of the CINP, Montreal, Canada

THASE ME, ENTSUAH AR, RUDOLPH RL (2001) Remission rates during treatment with venlafaxine or selective serotonin reuptake inhibitors. Br J Psychiatry 178: 234-241

SÁNCHEZ C, BERGQUIST PBF, BRENNUM LT, GUPTA S, HOGG S, LARSEN A, WIBORG O (2003) Escitalopram the S-(+)-enantiomer of citalopram, is a selectiv serotonin reuptake inhibitor with potent effects in animal models predictive of antidepressant and anxiolytic activities, Psychopharmacol 167 (4): 353-362

STAHL S, GERGEL I, LI D (2002) Escitalopram in the treatment of panic disorder [Poster]. 22nd National Conference of the Anxiety Disorders Association of America, Austin, Texas

WADE A, DESPIEGEL N, REINES E (2002) Depression in primary care patients: improvement during longterm escitalopram treatment. 15th Meeting of the ECNP, Barcelona, Spain

WINKLER D, KASPER S (2002) Escitalopram. Der erste SSRI der zweiten Generation. Psychopharmakotherapie 9: 128-132